RECHERCHES

SUR QUELQUES POINTS OBSCURS

DES MALADIES

DE LA MOELLE ÉPINIÈRE

Par le Docteur **MEURISSET**

PARIS.

Chez LECLERC, LIBRAIRE,
Rue de l'École-de-Médecine, 14.

1854

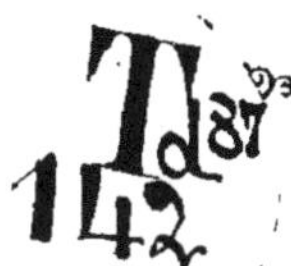

RECHERCHES

SUR QUELQUES POINTS OBSCURS

DES MALADIES

DE LA MOELLE ÉPINIÈRE

Paris. — Imprimé par E. Thunot et Ce, 26, rue Racine

RECHERCHES

SUR QUELQUES POINTS OBSCURS

DES MÂLADIES

DE LA MOELLE ÉPINIÈRE

Par le Docteur **MEURISSET**

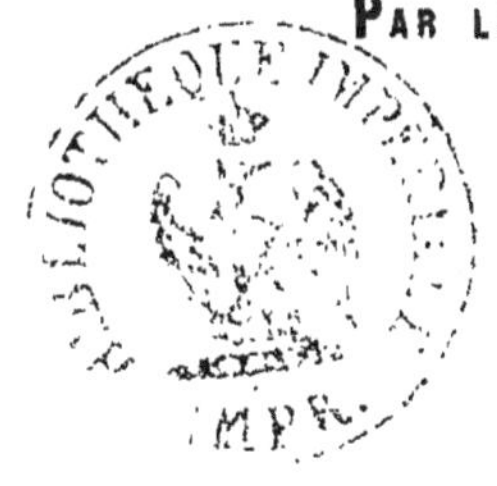

PARIS.

Chez **LECLERC**, LIBRAIRE,
Rue de l'École-de-Médecine, 14.

1854

CHAPITRE PREMIER.

Recherches sur quelques points obscurs des maladies de la moelle épinière, et particulièrement sur la forme du pouls qu'elles présentent et qui devient un signe pathognomonique de leur existence.

Chacun connaît les difficultés qui se rencontrent dans l'étude des affections diverses de la moelle épinière. Très-souvent on se trouve en face d'une de ces affections sans deviner ni son origine, ni son siége. Cet embarras, dans le diagnostic, se remarque surtout aux premiers jours de leur invasion, et il ne manque même pas d'exemples où des désordres graves se sont développés dans cet organe pendant le cours d'une autre maladie sans que le médecin en ait le moindre soupçon. Les ouvrages de médecine contiennent des observations de sujets qui ont succombé à ces sortes d'affections, et dont l'autopsie n'a rien appris de précis sur la nature des phénomènes observés pendant la vie. Je me hâte de dire que, dans ces circonstances, on n'a jamais examiné la moelle, parce qu'alors on était loin de soupçonner la moindre altération de cet organe. L'obscurité qui règne dans les prodromes et l'invasion des maladies rachidiennes, met souvent la science en défaut ;

l'expérience journalière le constate. Il est reconnu aussi que l'incertitude du diagnostic au début de ces maladies en augmente la gravité et le danger.

En m'attachant à l'étude de cette partie si intéressante de la pathologie, je crois avoir trouvé le fil propre à conduire le médecin à travers les obscurités qui la couvrent; ce fil, c'est le pouls. L'anatomie, la physiologie et la pathologie s'accordent à démontrer l'influence puissante que la moelle épinière exerce sur l'organe central de la circulation. Il demeure hors de doute que l'activité nerveuse du cœur a sa principale raison dans la moelle épinière, qu'elle se développe et se soutient par le moyen du nerf grand sympathique dont les communications avec la moelle sont si nombreuses, non pas que le cerveau soit absolument étranger à cette action , car il est établi qu'il concourt aussi aux fonctions des organes thoraciques par l'action subsidiaire du nerf vague.

Les expériences de Legallois, Magendie, Flourens, Wilson, Marshall-Hall, etc., ont démontré l'influence de la moelle et du cerveau sur les mouvements du cœur. Les faits pathologiques ne manquent pas pour corroborer les expériences physiologiques. L'observation de Serres (*Journal de physiol.*, t. V, juillet 1825), la 79e observation d'Ollivier (d'Angers), et une autre rapportée dans les *Archives de méd.* (février 1834), où l'on voit une maladie de la moelle épinière simuler une affection organique du cœur, en sont des preuves concluantes.

La contraction des artères comme celle des muscles est due à la puissance des nerfs, et l'irritabilité de Haller n'est pas autre chose que cette activité nerveuse reconnue indispensable au mouvement circulatoire comme aux mouvements musculaires. Ceci étant posé, on aurait pu, par la voie de l'induction, soupçonner que toutes les parties de l'arbre artériel devaient subir des modifications spéciales dans les altérations pathologiques de la moelle épinière. De l'induction à la constatation du fait il n'y avait qu'un pas, et personne n'a fait ni l'une ni l'autre. D'après les recherches que j'ai faites sur ce sujet, il est démontré pour moi que les pulsations artérielles éprouvent dans les affections du cordon rachidien des modifications particulières qui ne se rencontrent dans aucune maladie des autres organes, et qui par là même deviennent un signe diagnostic de la plus haute valeur. Un examen tant soit peu attentif découvrira l'importance réelle que j'attribue au pouls dans la connaissance des maladies rachidiennes. Pour bien l'observer il faut, selon le conseil de Fouquet, que le bras du malade soit appuyé sur toute sa longueur et sur le bord qui répond au petit doigt, c'est-à-dire que le bras ou la main doit être dans une situation moyenne entre la pronation et la supination. Or, voici le caractère qu'il présente lorsque la moelle épinière est affectée : si l'on applique les deux premiers doigts sur l'artère radiale, on sent une pulsation du côté du radius et celle qui suit vers le cubitus; en d'autres termes, le bras étant posé, comme nous l'avons dit, la première pulsation a lieu en haut et la deuxième en bas et toujours ainsi, de manière que la pulpe des doigts est affectée par les deux pulsations en deux endroits différents. Cette marche du pouls du radius au cubitus ressemble à l'oscillation d'un pendule, et c'est pour cela que je lui ai donné le nom de pouls oscillatoire. Cette oscillation du mouvement du sang dans les artères se retrouve également partout où il est possible de l'ob-

server, aux artères carotides, axillaires, abdominales, crurales et poplitées. Le cœur ne m'a pas paru présenter des
phénomènes de ce genre d'où l'on pût conclure qu'il su-
bissait à la manière de l'arbre artériel l'influence de l'action morbide de la moelle. Les modifications qu'il éprouve
dans ses fonctions ne sont pas toujours saisissables. J'ai
eu occasion quelquefois de constater des palpitations, ou
de remarquer que les battements étaient tantôt profonds
et sourds, au point de soupçonner à tort l'existence d'une
péricardite, tantôt intermittents, irréguliers, tumultueux,
sonores, et les bruits accompagnés d'un peu de souffle
comme s'il existait une légère altération aux valvules des
orifices du cœur.

En continuant ces recherches, j'ai vu que cette oscillation ne se faisait pas toujours de la même manière, que
cette différence dans les pulsations artérielles indiquait
une affection différente du rachis. Dans le premier cas,
comme je l'ai dit, les deux pulsations oscillatoires sont
détachées l'une de l'autre : c'est le signe indicateur d'une
affection de la pulpe même de la moelle ; dans le second
cas, les deux pulsations ne se détachent pas l'une de
l'autre.

C'est comme une ondulation qui se fait du radius au cubitus, ou si vous aimez mieux, du dehors en dedans et ré-
ciproquement. Je lui donne alors le nom de pouls oscillatoire ondulant. On sent sous les doigts le chemin que fait
le pouls du radius au cubitus. Ce caractère désigne une
affection des enveloppes de la moelle. Ainsi donc, pouls
oscillatoire pour les maladies de la moelle proprement
dites, pouls oscillatoire ondulant pour celles des enveloppes du même organe. Il pourra être mixte, avoir tour à

tour quelque chose de ce double caractère dans les affections qui atteignent en même temps et les enveloppes et
le cordon lui-même.

Le pouls cérébral, avec lequel on pourrait dans un léger
examen le confondre, donne la sensation d'une première
pulsation vers la pulpe des doigts et d'une deuxième dans
le sens diamétralement opposé, c'est-à-dire que l'une se
fait vers la peau et l'autre vers le radius. On observe cette
forme du pouls dans les congestions du cerveau et les
menaces d'apoplexie. Une autre forme du pouls qui doit
en être distinguée, c'est le pouls abdominal ; il paraît se
balancer dans le sens de la longueur de l'artère. On
reconnaît une espèce d'ondulation qui se fait dans le
canal artériel, de haut en bas avec un léger reflux, ensuite vers la partie supérieure. On le retrouve dans toutes
les affections des organes contenus dans la cavité abdominale.

J'ai signalé ces deux formes du pouls à cause de l'importance qu'elles présentent, et pour prévenir toute confusion avec le pouls oscillatoire de la moelle épinière,
nous allons passer en revue les affections où l'on observe
cette dernière forme du pouls.

Les recherches anatomo-pathologiques ont établi comme
une chose incontestable l'existence de l'inflammation de
la dure-mère spinale. Les marques certaines de cette affection sont : une douleur violente répandue sur les
membres abdominaux, les parties inférieures du tronc et
du bas-ventre, des mouvements convulsifs, le tremblement, un sentiment de constriction autour du corps ; et si
la région cervicale de la dure-mère est enflammée, les
membres supérieurs sont saisis de contractions convul-

sives; il y a trismus et presque constamment des convulsions tétaniques. A ce cortége de symptômes se joignent
ceux qui sont propres à toutes les affections du cordon
rachidien.

Alliers de Bonn l'a décrite comme une maladie à part,
sous le nom de *perimeningitis medullæ spinalis*. Le docteur Constant a signalé l'inflammation de la dure-mère
entrant comme complication dans un cas de méningite
spinale suppurée (*Gaz. méd.*, 1835, p. 73).

Chaque fois que je l'ai observée, elle était toujours as-
sociée à l'inflammation des autres membranes de la moelle;
j'ai eu aussi occasion de l'observer quelquefois dans la
fièvre typhoïde. Dans l'observation 107ᵉ d'Ollivier (d'Angers), il y avait de vives douleurs dans les aines, et la dure-
mère offrait à l'autopsie, dans toute sa longueur, une teinte
rouge homogène; les autres membranes participaient à
l'inflammation. Il est des malades qui ont une paraplégie incomplète; lorsqu'ils veulent marcher, ils remuent
continuellement la tête, les membres, mais surtout le
tronc. Le tremblement n'a lieu que lorsqu'ils sont sur leurs
jambes, il n'a pas lieu dans le repos. On a fait dépendre
cette affection d'une lésion de la dure-mère. Les recherches
anatomo-pathologiques n'ont pas confirmé cette opinion.
La paralysie tremblante, comme l'appelle Cooke, dépend,
selon lui, d'une irritation morbide de la portion cervicale
de la dure-mère. J'ai eu occasion de voir cette espèce de
paralysie chez deux jeunes filles à la suite d'excès véné-
riens. Chez l'une, elle était récente; elle guérit en l'espace
de trois mois par les sangsues, les ventouses scarifiées sur
le rachis qui était douloureux, les purgatifs répétés et
les bains tièdes. Chez l'autre, l'affection datait de dix-

huit mois ; les moyens thérapeutiques furent impuissants. La méningite spinale est le plus souvent compliquée de méningite cérébrale. Le pouls conserve son caractère oscillatoire ondulant d'une manière bien marquée ; ce n'est que vers les dernières heures de l'existence qu'il le perd en devenant tumultueux, irrégulier et inégal.

Dans la myélite le pouls est oscillatoire sans ondulation ; il est large, plein, développé, plus fort que dans la méningite spinale. Dans le cas de méningo-myélite on retrouve le pouls oscillatoire ondulant. La vive sensibilité de la région rachidienne appartient à l'inflammation des membranes.

La paraplégie complète qui survient dans la maladie des enveloppes rachidiennes indique que la lésion s'est propagée à la moelle.

Dans les épanchements séreux ou sanguins des membranes on observe le pouls de la méningite.

Dans l'apoplexie de la moelle, c'est le pouls de la myélite.

On remarque que le pouls est oscillatoire, ondulant dans l'irritation spinale. Beaucoup d'auteurs nient l'essentialité de cette affection ; ils veulent que l'irritation spinale ne soit pas autre chose qu'une congestion rachidienne. Poser la question du point de vue exclusif de la lésion, c'est ne rien dire. Ce raptus sanguin est-il l'effet ou la cause de l'irritation spinale ? L'essentialité de cette maladie compte beaucoup de partisans en Angleterre et en Allemagne. Si cette disposition se rencontre plus souvent aux approches de la puberté chez la femme, dans les cas de suppressions menstruelles, on la remarque aussi en dehors de ces circonstances. L'homme, pour y être plus rarement sujet, en présente encore de fréquents exemples.

Les anatomo-pathologistes sont conduits ici à voir seulement dans la souffrance du rachis une congestion sanguine déterminée par la suppression des menstrues ou par d'autres causes analogues. Cependant l'irritation spinale, de quelque manière qu'on la considère, est une maladie qui se rencontre aussi bien chez les hommes que chez les femmes, ayant son appareil symptomatique propre, défini, causant des désordres qui parfois ne sont pas sans gravité et présentant des phénomènes divers selon le siége du rachis qu'elle occupe; c'est ainsi que le malade aura de la dyspnée, des battements de cœur, des vomissements, des douleurs épigastriques ou abdominales, selon que l'affection occupera l'une ou l'autre des régions cervicale, dorsale ou lombaire.

Dans tous les cas, des douleurs plus ou moins vives se feront sentir sur le trajet des nerfs intercostaux qui émanent de la partie malade.

Que de fois on observe aux parois abdominales des douleurs dont la source est une irritation spinale et qui sont prises, comme je l'ai vu, pour diverses affections de l'abdomen !

Les moyens thérapeutiques, mis en usage dans ces circonstances, échouent presque toujours parce que l'on ignore la véritable origine de ces souffrances. Il en est de même pour certains étouffements, certaines affections de l'estomac qui n'ont pas d'autre cause que l'état morbide de la moelle. Or il est bon de les distinguer d'avec celles qui se rapportent à la véritable gastralgie pour en assurer le traitement convenable; l'exploration du rachis et le caractère oscillatoire du pouls seront des guides infaillibles.

Tout en admettant l'essentialité de l'irritation spinale, on ne peut nier qu'elle ne soit parfois symptomatique, comme on l'observe pour les névralgies.

La paraplégie essentielle, que les anciens avaient admise comme une maladie particulière, a été maintes fois confondue avec la myélite chronique, bien que ceux qui font cette confusion avouent n'avoir souvent trouvé aucune lésion dans la moelle. Nos devanciers avaient si bien distingué cette sorte de paraplégie, que dans leur ardeur de tout expliquer, ils en avaient rapporté la cause à l'interception ou l'empêchement des esprits dans la moelle qui créait la paralysie, tandis qu'ils avaient observé que le sang extravasé, l'amas de sérosité, les obstructions, les tumeurs, les commotions, l'excès du froid et du chaud étaient les causes fréquentes de la paraplégie.

Cette affection doit être considérée comme une atonie, une diminution très-grande de la myotilité des membres inférieurs dont la cause siége dans le cordon rachidien. C'est un épuisement nerveux de cet organe, une langueur de ses fonctions. La moelle n'est pas visiblement altérée dans sa texture; elle a perdu seulement le pouvoir d'irradiation nerveuse. La physiologie démontre que la source de la sensibilité et de la contractilité des membres est dans la moelle. Si une cause quelconque trouble cette puissance et exerce une dépression sur les fonctions de ce foyer de la vie organique nerveuse, on comprend comment les membres inférieurs puissent être impotents sans que l'autopsie de la moelle révèle aucune lésion.

Il est des maladies qui se rattachent à des troubles

fonctionnels de la moelle et qui n'ont pas d'autre siége que cet organe, telles que : le tétanos, la chorée, le tremblement général, la paraplégie hystérique, la contracture des membres, etc.; le caractère oscillatoire du pouls qu'elles présentent le confirme pleinement. Une confusion déplorable règne dans la distinction du tétanos et de la myélite; l'erreur est venue de ce que, dans un grand nombre de cas de tétanos, on a observé, à l'autopsie, un ramollisement de la moelle ; on appelle dès lors l'affection que l'on a sous les yeux, une myélite accompagnée d'accidents tétaniques. La myélite n'est jamais en réalité accompagnée de ces accidents, du moins tels que l'on puisse n'en faire qu'une seule et même maladie.

Le tétanos est une névrose de la moelle qui peut amener à des degrés divers une lésion de cet organe, comme on l'observe dans la chorée, la paraplégie hystérique, l'épilepsie, etc. Est-ce que la myélite ultime de la chorée, de l'épilepsie, prouvera jamais que ces deux maladies n'étaient qu'une inflammation de la moelle avec des accidents choréiques ou épileptiques ? Dans toutes ces maladies on retrouve le pouls oscillatoire, et si la méninge est comprise dans l'affection, les oscillations du pouls sont ondulantes. J'ai retrouvé le pouls oscillatoire dans la paralysie générale des aliénés. Je n'ai pas eu occasion de voir si cette forme du pouls s'observait dans la coqueluche, l'angine de poitrine; je suis porté à croire que ces affections sont des névroses de la moelle. Je me suis assuré que l'éclampsie puerpérale n'avait pas son siége dans la moelle; il faut donc le chercher ailleurs ; c'est dans le système ganglionnaire qu'on pourrait le placer **avec raison.**

La fièvre typhoïde est classée généralement sous une seule et même dénomination; le peu de progrès que l'on a fait dans la thérapeutique de cette maladie vient sans contredit de ce que l'on a négligé de la considérer et de l'étudier sous les diverses formes qu'elle présente au lit du malade. Les anciens nous avaient déjà indiqué la voie à suivre; en marchant sur leurs traces nous eussions, avec le secours de nos connaissances anatomo-pathologiques, rendu plus claire la distinction des formes et facilité le traitement qui convient à chacune d'elles.

On ne peut contester l'existence d'une forme particulière de la fièvre typhoïde connue depuis longtemps sous le nom de fièvre lente nerveuse : elle a des symptômes qui lui sont propres outre ceux qui lui sont communs avec les autres formes de la fièvre typhoïde. On observe un subdélirium continu ; le malade semble parler avec lui-même, mais tranquillement ; il rêvasse la nuit, se met en rapport lorsqu'on l'interroge par des questions faciles et courtes, il répond jusqu'au dernier moment de son existence; ce n'est que momentanément que le délire est loquace, agité, et le plus souvent, ce symptôme même n'a pas lieu. Le facies est vultueux, rouge; il y a un état de somnolence continuel avec les yeux à demi fermés ou fermés tout à fait; il sort de cet état quand on l'interroge pour y retomber aussitôt qu'on le laisse tranquille ; le pouls est large, 92 à 100, plein, assez résistant ; il est oscillatoire et ondulant dès les premiers jours de la maladie et ce caractère persiste jusqu'à la mort ou la guérison. Dans le troisième septénaire il devient plus fréquent, plus serré, plus petit et il perd de sa force ; cette plénitude, cette largeur du pouls est la cause de fu-

nestes erreurs dans la thérapeutique de cette maladie ;
elle vous porte à faire plusieurs saignées, d'autant plus
que tout d'abord elles paraissent produire une amélioration
apparente ; mais ces émissions sanguines sont toujours
peu de temps après suivies d'une remarquable aggra-
vation dans les symptômes, et la mort en est l'inévi-
table conséquence. La forme du pouls que j'ai signalée
plus haut ne doit pas être perdue de vue, car c'est un
signe d'une grande valeur pour s'orienter dans cette
maladie.

Voici les lésions que présente à peu près constamment
le rachis dans la fièvre nerveuse lente : la dure-mère est
injectée et rouge ; les vaisseaux sous-jacents de l'arachnoïde sont gonflés et le tissu cellulaire sous-séreux est
plus ou moins épaissi et rouge ; la pie-mère est également
très injectée ; la rougeur des membranes n'est pas effacée
ni amoindrie par un lavage à grande eau ; la moelle conserve, en général, sa consistance normale, mais les substances blanche et grise sont très-injectées, ce qui leur
donne une couleur briquetée. Cette injection se remarque
également dans la moelle allongée et quelquefois dans le
mésocéphale. On peut en outre observer un engorgement
des vaisseaux du canal vertébral, quelque peu de sérosité
en dehors de la dure-mère, entre celle-ci et l'arachnoïde,
et entre l'arachnoïde et la pie-mère : la queue de cheval
offre quelquefois une rougeur intense.

J'ai retrouvé beaucoup de ces lésions dans la fièvre typhoïde ataxique ; mais il y avait toujours quelques points
ramollis de la moelle. Pendant la vie, on observait
des convulsions cloniques et toniques des membres ; le
pouls était oscillatoire mais petit, faible, irrégulier et fré-

quent; je ne parle pas des autres symptômes qui diffèrent notablement de ceux de la lente nerveuse.

L'irritation spinale complique souvent les affections chroniques, particulièrement celles des viscères abdominaux. Voilà pourquoi on a eu occasion d'observer des paraplégies dans la dyssenterie, la cystite, etc.; car les organes de l'abdomen sont dans une connexion assez rapprochée avec le cordon rachidien, au moyen des rameaux innombrables qu'ils reçoivent du plexus solaire ; or, par cette voie de communication, la moelle peut ressentir le trouble pathologique qu'éprouvent les nerfs abdominaux. Une impression opérée à l'extrémité d'un ou de plusieurs nerfs engendre une action morbide qui s'étend par les diverses branches de ces nerfs comme par autant de fils conducteurs à la moelle épinière d'où ils tirent leur origine, et puis l'action morbide apportée à la moelle où elle se développe, se propage par une action réflexe, inverse et toujours au moyen des branches nerveuses qui sont les nerfs excitateurs, aux différents organes où ils se rendent; ainsi s'expliquent les paraplégies dans la dyssenterie (Zimmermann), dans les affections de la vessie, comme Prout en a rapporté des exemples.

On observe des symptômes d'irritation spinale dans certains cas de phthisie, de pleurésie, de pneumonie. On voit parfois des malades dans la convalescence d'une phlegmasie du poumon, avoir beaucoup de peine à se remettre, à recouvrer la force de leurs jambes. La cause de cette faiblesse qui se prolonge est souvent dans les désordres que la moelle a éprouvés. Quand il me fut donné d'en faire l'examen nécroscopique, j'ai observé une injection vive des membranes et principalement de la pie-mère. La

2

pulpe même de la moelle participe souvent à cette injection dans une longueur plus ou moins considérable ; on y remarque en outre une diminution légère de sa consistance et quelquefois un ramollissement superficiel de cet organe.

Dans les affections du cœur, principalement avec hydropisie, dans les affections des reins qui déterminent l'anasarque, on remarque souvent le pouls oscillatoire, et à l'autopsie on trouve une forte injection du canal vertébral, de la sérosité en dehors de la dure-mère (affections du cœur) qui est injectée, épaissie, terne avec des fausses membranes blanchâtres, de la sérosité trouble entre la dure-mère et l'arachnoïde. Les vaisseaux sous-arachnoïdiens sont parfois très-volumineux, gorgés de sang. On rencontre aussi sur l'arachnoïde de fausses membranes blanchâtres et parfois de petites plaques tout à fait osseuses, un peu de ramollissement superficiel dans toute la longueur de la moelle et une injection dans sa partie centrale.

Dans l'asphyxie par le charbon le pouls oscillatoire est également observé. L'autopsie a démontré qu'il existe une injection plus ou moins considérable de la moelle. Bien des fois on voit survenir des paralysies, des contractures des membres par suite des désordres qui s'opèrent alors dans cet organe.

Dans l'apoplexie cérébrale on observe parfois le pouls oscillatoire ; cela dépend de l'endroit qu'occupe le caillot sanguin et de l'influence qu'il exerce sur la moelle épinière par une compression plus ou moins rapprochée. Le pouls conserve toujours quelque chose du caractère cérébral.

Selon Hoffmann (*Med. ration. system. pathol. spec.*

pars prima prolegom.), la condition formelle, la cause fondamentale des symptômes de la fièvre consiste dans une affection spasmodique de tout le système nerveux, laquelle irradie de la moelle épinière ; pour lui, c'est dans la moelle rachidienne que siége la cause des spasmes fébriles. Baillou avant lui, et depuis lui Ludwig et J.-P. Frank, ont eu cette opinion.

Fodéré voyait la cause prochaine des fièvres d'accès dans une subirritation de la moelle de l'épine, d'où tout le système nerveux est ensuite sympathiquement affecté (*Leçons sur les épidémies*, etc., t. II, p. 193).

Guérin de Mamers (*Journ. des progrès*, etc., 1830), Maillot (*Traité des fièvres ou irrations cérébro-spinales intermittentes*, 1836, in-8), Gasse, de Genève (*Des maladies rhumatoïdes*, 1826, in-8), ont regardé la moelle comme le point de départ du trouble général que l'on observe dans la fièvre ; mais ils ont établi ces inductions sur de pures probabilités.

La moelle épinière, selon Muller (*Manuel de physiol.*, tome I, page 701, trad. par Jourdan, 1845), est le siége d'une impression morbide dans toutes les affections fébriles, et c'est à cette impression morbide que l'on attribue les changements apportés par la fièvre aux sensations, aux mouvements, aux phénomènes organiques, aux sécrétions, à la production de la chaleur. Rien pendant la vie, ni après la mort, ne confirme ce rôle pathologique imposé à la moelle par le physiologiste allemand. Le pouls qui révèle le moindre trouble fonctionnel de cet organe ne parle pas en faveur de cette assertion, et si l'on vient alors à examiner la moelle dans la nécropsie, aucune altération ne s'y rencontre ; tout est donc négatif.

Tout ce qui peut ébranler le cordon rachidien, agir sur les fonctions qu'il accomplit, imprime au pouls le caractère oscillatoire : ainsi le coït, la masturbation ; je crois que dans cette dernière circonstance on pourrait, à l'aide de ce moyen investigateur, surveiller plus facilement un enfant qui aurait cette fâcheuse habitude.

Certaines substances, celles que l'on reconnaît douées d'une action spéciale sur la moelle, comme la strychnine, prises à une assez forte dose, donnent au pouls le caractère oscillatoire ; j'ai pu m'en assurer par moi-même.

Il n'est pas rare de rencontrer dans le rhumatisme articulaire aigu des douleurs en quelques points de la colonne vertébrale ; ces douleurs ne sont quelquefois appréciables que par la pression exercée sur les apophyses épineuses des vertèbres. Un grand nombre de médecins placent leur siége dans les articulations costo-vertébrales, et les croient de même nature que celles dont sont affectées les grandes articulations. Mais une observation attentive vous convainc bientôt que l'enveloppe rachidienne, et non les articulations costo-vertébrales, est le siége de ces douleurs. Nous avons dit que la pression exercée sur les apophyses épineuses des vertèbres est douloureuse ; elle l'est également sur les muscles qui couvrent les apophyses transverses de chaque côté, sur le trajet des nerfs intercostaux qui tirent leur origine de la partie du cordon rachidien qui est malade. Le mouvement du tronc se fait assez facilement et n'accroît pas la douleur. La dilatation de la cage osseuse du thorax s'opère sans douleur ; quelfois le malade éprouve une sensation de constriction et de gêne à la poitrine. Si les articulations costales étaient enflammées à la manière des autres articulations, on remar-

querait d'autres phénomènes que ceux que nous venons
de signaler. Le pouls, de plus, est oscillatoire et démontre
que la douleur siége au rachis et dans les membranes de
la moelle, car il est ondulant.

Le rhumatisme peut abandonner les articulations, se
concentrer sur les méninges cérébro-spinales, et donner
lieu aux accidents que l'on observe dans la méningite cé-
rébro-spinale.

Pendant le cours d'un rhumatisme articulaire aigu qui
suit ses périodes, si les méninges spinales participent à
l'inflammation rhumatismale, le malade, outre les douleurs
articulaires, se plaint de souffrir en un ou plusieurs points
du rachis. Il arrive que quand la partie supérieure de la
moelle est affectée, il accuse un serrement à la gorge, une
difficulté à avaler. On attribue ce phénomène à une angine
rhumatismale, et si l'on regarde l'isthme du gosier, on n'y
aperçoit ni rougeur, ni gonflement, et si l'on presse sur les
premières vertèbres cervicales, on y détermine une vive
sensibilité ; mais souvent le malade vous a prévenu en se
plaignant de ne pouvoir remuer le cou sans douleur.

La région du sacrum est parfois si sensible que la
moindre pression arrache des cris au patient. J'ai vu des
malades qui souffrant à la nuque, à quelques points des
régions dorsale et lombaire, au sacrum, pour trouver du
soulagement, se tenaient dans leur lit le corps plié en
avant, les jambes fléchies sur les cuisses et les cuisses sur
le bassin, la tête inclinée sur le thorax. Les divers mouvements du corps n'avaient aucune action sur la douleur.
Il arrive à certains malades d'être pris inopinément d'une
suffocation extrême, et ce symptôme est toujours attribué
à une endocardite ou une péricardite, lorsqu'elles sont

d'une certaine intensité. Le plus souvent cette suffocation est causée par la répercussion ou la concentration du rhumatisme sur les méninges de la moelle.

Si la fluxion rhumatismale se porte aussi sur la portion de la dure-mère qui enveloppe la queue de cheval, alors vous aurez ces intolérables douleurs des aines, et ne croyez pas qu'il y ait le moindre rapport entre ces douleurs et les articulations coxo-fémorales; interrogez-les, et vous les trouverez libres et indolentes.

Le rhumatisme ne reste pas toujours ainsi disséminé tant à la région spinale qu'aux diverses articulations, tout à coup, sans que rien l'ait annoncé et fait prévoir, il abandonne les jointures et se concentre sur les méninges cérébro-spinales ou exclusivement sur celles de la moelle. Je suis porté à croire que cette métastase n'a lieu que lorsque déjà les enveloppes rachidiennes sont atteintes par quelques points. Ces parties, d'abord fluxionnées en quelque endroit, semblent plus propres à aspirer sur elles la fluxion des autres parties du corps; alors il y a délire, si les méninges cérébrales sont prises en même temps que les enveloppes de la moelle. Le délire me paraît être d'un genre particulier; les malades sont poursuivis par l'idée que l'on en veut à leurs jours; ils parlent de supplice, de mort violente qui les menacent. La sensibilité générale s'exagère de plus en plus et devient telle que le plus léger contact de la main fait crier le patient; une fièvre vive s'allume, le pouls est oscillatoire, assez fort ; la peau le plus souvent est chaude et sèche. On voit survenir des soubresauts des tendons des fléchisseurs des mains, des mouvements cloniques des extrémités supérieures et inférieures, et du tronc, des mouvements spasmodiques des muscles du ventre, des soulèvements convulsifs du bassin ; bientôt la paralysie gagne les membres et augmente d'intensité. Mais l'excès de sensibilité cutanée persiste jusqu'à ce que le malade succombe ; on remarque ordinairement les symptômes propres à la compression de la moelle, la paralysie des sphincters.

Les lésions que l'on observe au rachis après la mort sont un épanchement séreux plus ou moins considérable entre la dure-mère et l'arachnoïde, une injection vive de l'une ou l'autre membrane, ou de toutes à la fois. Quand la pie-mère participe à la lésion, la superficie de la moelle est un peu altérée ; il y a un léger ramollissement avec quelque peu d'injection ; les adhérences sont rarement observées ; la queue de cheval offre parfois une vive rougeur.

Le docteur Hutchinson (de Notingham) a fait un mémoire sur l'inflammation des membranes de la moelle épinière (*the Lancet*, 1839. — Analys. *Gazette médicale*, 1339.)

CHAPITRE II.

Des lésions anatomo-pathologiques de l'ictère grave
ou spasmodique.

La plupart des auteurs anciens ont admis un ictère essentiel. La tendance de notre époque est de considérer exclusivement l'ictère grave comme une affection symptomatique.

M. le docteur Ozanam, ancien interne à l'Hôtel-Dieu de Paris, a fait sur cette maladie des recherches qui mettent en évidence son essentialité et confirment la vérité de la vieille tradition médicale. Il est certain qu'il y a un ictère essentiel et un ictère symptomatique. Quelle que soit l'opinion qu'on embrasse à ce sujet, il reste démontré pour tous que, dans certains cas de jaunisse, on ne trouve, à l'autopsie, dans l'appareil de la sécrétion biliaire, aucune lésion qui puisse expliquer la mort. Mais parce que les investigations anatomo-pathologiques n'ont alors rien découvert, est-il vrai, en effet, qu'il n'y ait rien de lésé dans l'économie, et que la mort soit le résultat pur et simple d'un trouble du dynamisme vital? c'est ce que je ne pense pas. Examinons un instant ce qui se passe dans les ictères graves, et nous verrons, au milieu des symptômes propres de la jaunisse, des phénomènes du genre de ceux que l'on rattache aux affections cérébro-spinales : ce sont des étourdissements, de la céphalalgie, du délire, des convulsions, un sentiment de constriction dans la poitrine, de la dyspnée, une cardialgie cruelle, de vives douleurs à l'estomac, au ventre, avec roideur de tout le corps, des vomissements, du hoquet, des crampes et des mouvements spasmodiques des membres. On observa quelquefois la dysurie ou la strangurie, les malades ont plusieurs fois accusé des douleurs dans le dos et les lombes. On vit même l'extase, comme dans l'observation rapportée par Baillou.

En présence de ces symptômes caractéristiques, on n'est pas allé s'enquérir sur le cadavre si, à ces signes manifestes pendant la vie, ne correspondaient pas des lésions de tissu dans l'appareil auquel ils semblaient appartenir ; personne n'eut l'idée d'interroger la moelle épinière. Dans les nombreuses observations que j'ai parcourues, j'ai vu qu'aucune recherche de ce genre n'avait encore été faite jusqu'alors. Cependant, chez tous les sujets atteints d'ictère grave, et dont j'ai pu faire l'autopsie, j'ai toujours rencontré une lésion profonde de la moelle épinière. L'ictère est-il sous la dépendance directe du trouble fonctionnel du cordon rachidien? ou, est-ce l'ictère qui, agissant sur cet organe, produit les désordres que nous y observons?

L'altération de la moelle est-elle purement un des éléments de la maladie dont l'intensité serait subordonnée à celle de l'affection ictérique?

On observe de semblables lésions de la moelle dans les ictères dits symptomatiques, dont un certain nombre,

selon moi, ne sont pas d'une nature différente des autres
ictères. Une secousse morale peut, à l'exclusion de toute
autre cause, déterminer un ictère chez un sujet dont le
foie serait déjà atteint d'une affection organique, comme
aussi les corps étrangers qui siégent dans cet organe,
cancer, kystes, tumeurs de diverses sortes, peuvent agir,
jusqu'à un certain point, de la même manière qu'une
peur, un chagrin, une émotion quelconque qui ébranle
vivement le système nerveux. Ce que je dis ici ne s'applique pas aux corps étrangers, etc., qui font obstacle à
la sécrétion et au cours de la bile, d'où résulterait le
véritable ictère symptomatique.

Voici ce que dit M. Andral dans sa *Clinique médicale*
(t. II, *Maladies de l'abdomen*, p. 191, 2ᵉ édit.) : « Nous
aurons toujours présente à la mémoire l'observation
d'un malade dont le foie fut trouvé, après la mort, rempli
de masses dites cancéreuses; jamais il n'avait accusé
aucune douleur dans la région du foie, mais de temps en
temps, les deux côtés du thorax devenaient le siége d'une
sensation très-pénible, qui bientôt s'étendait aux bras et
jusqu'à la main : celle-ci était surtout le siége d'un fourmillement très-incommode, quelquefois des douleurs
très-vives, lancinantes, passant comme des traits de feu,
s'emparaient de l'un ou de l'autre bras. Nous ne trouvâmes
rien après la mort qui pût nous expliquer ces accidents. »

La rachis, ici, ne fut pas ouvert, et nous verrons que,
dans ces cas, la moelle est malade, et que son altération
rend compte des symptômes observés pendant la vie.

La seule différence qui existe souvent entre l'ictère
spasmodique et l'ictère symptomatique, c'est que, dans
celui-ci, l'appareil de la sécrétion biliaire présente des

altérations plus ou moins profondes,, tandis que dans celui-là il n'offre rien de visiblement lésé.

On observe quelquefois dans la région hépatique des douleurs extrêmement vives, qui ne peuvent être expliquées après la mort par aucune lésion du foie ou de ses canaux excréteurs; c'est ce qu'on appelle coliques hépatiques. Leur caractère intermittent, le bon état de la santé dans leur intervalle, a fait penser que le siége de ces douleurs était spécialement dans les nombreux filets nerveux qui se distribuent au foie, et qui proviennent, soit du pneumo-gastrique, soit surtout du grand sympathique; elles sont souvent accompagnées d'un ictère, car l'affection des nerfs modifie la sécrétion biliaire. Il y a encore dans cette affection une obscurité que la science moderne n'a pu dissiper.

Les affections vives de l'âme produisent l'ictère, et cet ictère peut être un effet secondaire d'une influence nerveuse de la moelle épinière, dont les fonctions ont été troublées par les secousses morales. Des recherches ultérieures pourront nous éclairer sur la nature des coliques hépatiques, et nous en montrer la source et l'origine, si véritablement elles ne sont pas dans le rachis; je parle de celles qui sont essentielles.

PREMIÈRE OBSERVATION.

ICTÈRE SPASMODIQUE.

Jaunisse intense, indolence du foie et du ventre, constipation. Perte de connaissance. Craquement des dents, serrement des mâchoires. Paralysie du mouvement et du sentiment. Mouvement tétanique du tronc. Fièvre légère. Hoquet. Déglutition difficile, etc. Mort. Lésion de la moelle épinière.

Lasseaux (J.-Baptiste), âgé de vingt-quatre ans, est apporté sans connaissance le 7 mars 1848, à l'Hôtel-Dieu, et couché salle Saint-Benjamin, n° 17. Cet homme est tombé malade à l'Ile-Adam ; on l'a mis en chemin de fer le 7, après midi, et envoyé à sa sœur qui l'a fait transporter aussitôt à l'hôpital. Comme il était sans connaissance et sans parole, nous n'avons pu avoir de renseignements sur les antécédents de sa maladie ; nous avons su seulement qu'il avait eu la fièvre typhoïde trois ou quatre mois auparavant, et en effet, il portait encore sur les deux mollets la trace de vésicatoires : au moment de son entrée, on lui met vingt sangsues à l'anus.

Voici l'état où nous l'avons vu le 8 au matin : décubitus dorsal, immobile ; la nuit, il a fait quelques mouvements pour se mettre sur son séant sans pouvoir en venir à bout. Ses sclérotiques sont d'un jaune intense, injectées ; les pupilles dilatées aussi loin que possible, non contractiles.

Le malade ouvre les yeux quand on le pince ou qu'on le remue. Son regard est immobile, ou bien il tourne un peu en haut le globe de l'œil, puis les paupières se referment quelques instants après.

Les joues sont rouges bleuâtres, les narines sont sales, sèches; on croirait qu'elles sont salies par de la boue noire et desséchée. La mâchoire inférieure est serrée, mais on vient à bout de l'ouvrir un peu. Il fut constaté que pendant la nuit il faisait craquer les dents. La langue est humide, sans rougeur, épaisse. La déglutition des boissons très-difficile, pas de selles, rien d'anormal au foie. Le ventre est souple et indolent. Il urine sous lui; l'urine teint en jaune la chemise.

Le pouls est très-petit, faible, oscillatoire ondulant à 100. Les battements et les bruits du cœur sont bien prononcés, ce qui n'est pas en rapport avec le pouls dont la faiblesse est remarquable. Les battements des artères crurales sont petits, faibles et oscillatoires, ainsi que les carotides, leurs oscillations sont plus marquées que celles des radiales.

La respiration est très-lente et régulière.

La peau par tout le corps est d'un jaune safrané intense; si l'on presse avec le doigt sur la peau, l'endroit pressé offre une pâleur qui s'efface lentement et reprend ensuite la couleur ictérique, si l'on frappe la peau avec la main, on la fait rougir; cette rougeur dure plus d'un quart d'heure, toute la surface cutanée est comme la chair de poule. La paralysie est générale; en quelque endroit qu'on pince le malade, il ne témoigne aucune sensation ; seulement, comme je l'ai dit, il ouvre alors les yeux. Le mouvement est nul; les membres soulevés retombent inertes.

Pendant la nuit le tronc se dresse parfois en se courbant en arrière par un mouvement brusque; le matin, le tronc est en résolution.

La chaleur générale de la peau est médiocre, si l'on découvre le malade, il se refroidit vite. On lui prescrit 1 gramme de calomel avec 30 grammes de sirop de nerprun.

Le soir, il présente les symptômes suivants: Le visage est moins coloré que le matin, le nez est luisant, la respiration est fréquente, elle est thoracique et diaphragmatique, une salive écumante sort de la bouche. Assoupissement; de temps en temps les yeux s'ouvrent et se referment, les yeux sont brillants; la déglutition est toujours difficile; hoquet après l'ingestion des boissons, et ce hoquet est accompagné d'un mouvement convulsif de tout le corps. Les bras sont un peu tordus en dedans. Les carotides battent assez fortement; les battements de l'aorte abdominale sont forts et oscillatoires, ceux des crurales sont toujours faibles. Les deux bruits du cœur sont un peu rudes, voilés par un peu de souffle, battant en volée, tendant à se fondre en un seul. Si l'on pince fort le malade, il cherche après quelque temps à tourner la tête du côté opposé. Le pouls est comme le matin. Il est mort à onze heures du soir, calme et sans convulsions. Il a rendu du sang par l'anus quelques minutes avant de mourir.

AUTOPSIE.

LE 10 MARS (TEMPÉRATURE A 7 OU 8° RÉAUMUR).

Il n'y a pas de roideur des membres.

1° *Cavité cranienne*. On observe une rougeur diffuse des méninges, à la base du cerveau, avec un piqueté rouge de la substance cérébrale en contact avec cette partie des méninges enflammée.

Le cerveau est presque mou ; on ne peut le tenir à cause de sa mollesse. Le cervelet n'a pas plus de consistance, et l'un et l'autre sont humides.

Il n'y a pas de sérosité dans les ventricules, ni sous la dure-mère, ni dans les cavités céphalo-rachidienne, de piqueté rouge dans la substance cérébrale ; les vaisseaux sont peu gonflés ; les sinus ne contiennent pas plus de sang que dans l'état normal.

2° *Thorax*. Poumons crépitants et sains. Il y a une légère stase sanguine aux lobes inférieurs et à la partie postérieure. La muqueuse bronchique est d'un rouge bleuâtre sans épaississement, ne contenant pas de mucosités. Les plèvres sont saines. Le péricarde est sain. Le cœur a son volume normal. Sa substance offre sous la pression des doigts une dureté, une fermeté inaccoutumées, on ne peut même avec le doigt et du bout de l'ongle, l'entamer ; elle crie sous le tranchant du scalpel. Elle est dure à couper. Il n'y a rien aux orifices. Les deux ventricules contiennent un peu de sang très-noir semblable à du raisiné liquide, il n'est pas coagulé. La tunique interne de l'aorte est d'un rouge intense ainsi que les valvules, effet probable de l'imbibition sanguine. Les valvules des autres orifices sont d'une couleur bleue. Le sang des veines est noir et fluent.

3° *Abdomen.* Le foie paraît un peu atrophié, d'un jaune bleuâtre, très-coriace, ferme, dur, difficile à entamer avec le bout du doigt, criant sous le scalpel. La vésicule renferme très-peu de bile, et ce qu'il y a ressemble à du blanc d'œuf d'un gris ardoisé.

Les conduits hépatique, cystique et cholédoque sont libres et sains, leur membrane interne est lisse et un peu jaunâtre.

L'estomac renferme de la bile d'une couleur foncée; il est sain. Le duodénum en renferme également. La muqueuse des intestins grêles est colorée en jaune. La valvule iléo-cœcale est saine. Les matières fécales sont d'une couleur brune.

La rate est un peu volumineuse, ferme et rouge dans son intérieur. Le lavage n'efface pas cette rougeur. Les deux reins sont très-durs, coriaces et criant sous le scalpel. La substance tubulée est d'un rouge intense, pleine de sang. La substance corticale est saine. La membrane celluleuse en s'enlevant déchire, par endroits, un peu de la substance rénale. Il y a des ganglions mésentériques gonflés, bruns sans ramollissement.

4° *Cavité rachidienne.* Il y a quelques gouttes de sérosité sous la dure-mère. Cette membrane, que colore une rougeur intense qui ne s'efface pas par un lavage à grande eau, est terne, un peu épaissie, sans aucune adhérence à l'arachnoïde.

L'arachnoïde offre au niveau du renflement inférieur de la moelle une rougeur bleuâtre avec un peu de sérosité trouble; cette rougeur occupe une étendue de 4 centimètres de longueur sur 1 de largeur. Dans toute la région médiane postérieure il y a une injection sanguine qui se prolonge jusque sur la queue-de-cheval.

Les méninges ne sont pas épaissies; il y a un peu de sérosité limpide entre l'arachnoïde et la pie-mère.

La moelle est molle sous le doigt à travers les membranes à son renflement inférieur. En effet, lorsqu'on incise les membranes, la moelle s'écoule à droite et à gauche et le lavage enlève facilement cette portion de la moelle et la détache complétement de la pie-mère. Ce ramollissement a environ 4 centimètres de long.

La moelle, bien que sur place elle paraisse avoir ailleurs à peu près sa consistance normale, cependant lorsqu'on l'incise, tend un peu à couler de chaque côté de l'incision, et toute la substance blanche est rouge, comme sanieuse, ramollie. La substance grise qui a sa couleur naturelle, a perdu de sa consistance. La rougeur de la substance blanche est plus intense sur la partie externe; cette rougeur est très-forte par places.

Le bulbe rachidien n'offre rien d'anormal.

La queue-de-cheval est très-rouge, injectée, cette rougeur ne s'efface pas au lavage à grande eau.

Si la maladie avait été d'une plus longue durée, sans aucun doute le ramollissement de la moelle eût été plus complet et plus étendu.

DEUXIÈME OBSERVATION.

ICTÈRE SPASMODIQUE.

Tremblement et faiblesse des quatre membres. Vomissements.
Diarrhée. Douleur à la région du foie, de l'estomac, au ventre
et au dos sur les vertèbres. Délire, hallucinations. Mieux.
Récidive et mort. Foie volumineux. Rougeur de la muqueuse
de l'estomac. Ramollissement de la moelle épinière, etc.

La nommée Sophie Souplet, âgée de vingt et un ans,
couturière, entre le 5 septembre 1845 à l'Hôtel-Dieu,
salle Sainte-Anne, n° 23. Cette jeune fille est d'une forte
constitution : elle a toujours été bien portante jusqu'à dix-
neuf ans et demi. Alors elle ressentit des douleurs au
milieu du dos et à la région épigastrique. Ces douleurs
n'étaient pas constantes. Dès ce moment elle eut une soif
insolite qui dura jusque aujourd'hui.

La menstruation fut toujours régulière.

Il y a trois mois, la douleur du dos et de l'estomac de-
vint plus forte et continue, les jambes s'affaiblirent un
peu. Six semaines après elle se mit à trembler des membres supérieurs, même étant au lit; puis les jambes trem-
blèrent aussi dès qu'elle était debout.

Depuis trois semaines elle vomit tout ce qu'elle prend,
et est obligée de garder le lit.

Cette femme ne répond que très-lentement aux questions qu'on lui adresse, mais elle répond avec précision.

Il y a hébétude de la face, les pupilles sont dilatées et immobiles, les sclérotiques d'un jaune intense, la langue est noire à la base avec tendance à la sécheresse. La soif est inextinguible, toute autre boisson que l'eau pure est rejetée. La région de l'estomac est douloureuse, le ventre météorisé et très-douloureux. Le foie descend plus de deux travers de doigt au-dessous des fausses côtes et s'étend au delà de la ligne blanche à gauche. Le palper y détermine une excessive sensibilité ; il ne paraît pas s'élever beaucoup plus haut que dans l'état naturel ; il y a diarrhée, il n'y a pas de toux ni aucun trouble des fonctions respiratoires. Le pouls est petit, faible, assez régulier, à 104. La peau est sans chaleur, elle n'est pas colorée en jaune ; on remarque une certaine bouffissure sur tout le corps, mais plus forte à la face. Les bras tremblent, et la malade ne peut avec les mains saisir les objets à cause du tremblement, ni rien serrer à cause de leur faiblesse. Il y a absence de sommeil, la tête n'est pas douloureuse.

Toutes les vertèbres de la région dorsale sont excessivement douloureuses à la pression des doigts ; elle dit en souffrir continuellement en l'absence de tout contact.

Les jambes sont faibles, indolentes.

Eau glacée pour boisson, cataplasmes sur le ventre.

6 septembre. Augmentation de la fréquence du pouls, la peau est chaude, la peau de tout l'abdomen est jaune, ce qui ne se voit pas ailleurs. Les selles sont involontaires et jaunes ; agitation la nuit ; peu de vomissements.

20 sangsues à la région de l'estomac ; même prescription.

Le soir elle délire, elle a des hallucinations, elle veut se lever.

7 septembre. La fièvre est moindre, le ventre est moins sensible, la langue est jaune et sèche. Le tremblement des bras est moins fort. La malade est tranquille, même état du reste. — 15 sangsues à la région du foie.

8 septembre. La diarrhée persiste, les selles sont involontaires; les urines d'une couleur foncée, rouges, verdissant à la surface, donnant un dépôt jaunâtre abondant qui noircit par l'acide nitrique.

La jaunisse a gagné tout le corps. La malade délire, crie, etc. Même état du pouls. Lavements émollients tisane de gomme, cataplasmes.

8 septembre. Le matin il y a un peu de mieux dans l'ensemble des symptômes. Le soir et la nuit, ils augmentent d'intensité. 75 centigrammes de sulfate de quinine en lavement.

10 septembre. La douleur du ventre et du foie est notablement diminuée depuis la veille, la fièvre est médiocre; l'intelligence est revenue, la langue s'humecte, le tremblement a cessé, les pupilles restent dilatées, la diarrhée persiste; trois ou quatre selles qui maintenant sont vertes, douleur à la moitié inférieure de la région dorsale; pas de vomissements. Eau de Seltz, 50 centigrammes de sulfate de quinine en lavement, deux petits bouillons.

11 septembre. Le foie est revenu à son volume normal. La teinte ictérique pâlit, il y a une amélioration générale marquée. 40 centigrammes de sulfate de quinine.

13 septembre. Les pupilles sont moins dilatées; pouls

à 92 sans chaleur de la peau. Suppression du sulfate de quinine, deux potages.

17 septembre. La jaunisse s'efface de plus en plus. Deux soupes.

21 septembre. L'ictère est entièrement effacé. La malade est faible, chancelante sur ses jambes ; elle ne peut s'y tenir quelques minutes, et malgré les observations qu'on lui fait elle veut sortir de l'hôpital.

Le 23 octobre, elle est apportée sans connaissance à l'Hôtel-Dieu et couchée salle Sainte-Monique. Les membres sont en résolution, la peau est très-jaune ainsi que les sclérotiques, le pouls est presque imperceptible. Nous n'avons rien su de ce qui s'était passé depuis sa sortie de la salle Sainte-Anne.

Elle meurt trente-six heures après son entrée.

AUTOPSIE.

Le foie est d'une grosseur considérable, sa hauteur a 14 pouces ; il s'étend jusque dans le flanc gauche, il ne contient ni tumeur, ni tubercules, etc.; il est d'un jaune intense, un peu gras, se déchirant facilement. La membrane péritonéale du foie s'enlève très-aisément. Il n'y a rien dans les veines hépatiques. La vésicule biliaire est remplie d'une bile noire abondante. Les canaux biliaires sont libres et sains. La muqueuse de l'estomac est d'un rouge intense, grisâtre par endroits, elle est un peu épaissie, comme veloutée, elle est ramollie. La muqueuse du duodénum offre la même lésion ; il y a aussi une légère rougeur à la muqueuse des petits intestins.

La rate est saine, les reins un peu volumineux et injectés.

Les poumons sont un peu engoués.

Le cœur est plein de sang non coagulé.

Cavité cranienne. La dure-mère est très-jaune, le cerveau est humide, un peu flasque, ainsi que le cervelet, il y a environ 80 grammes de liquide céphalo-rachidien un peu jaunâtre. Les ventricules contiennent environ 30 gr. de sérosité également jaunâtre. Quelques points de la pie-mère sont enflammés à la périphérie circulaire du cerveau. Il y a un peu de liquide albumineux entre la pie-mère et l'arachnoïde, surtout au sommet du cerveau.

Le renflement supérieur de la moelle est ramolli dans son centre, et le ramollissement qui est assez intense a une teinte rougeâtre.

La moelle épinière est ramollie depuis la deuxième ou troisième vertèbre dorsale jusqu'à son extrémité inférieure ; dans cette longueur elle est tout à fait liquéfiée et rouge par places, et les portions si fortement ramollies s'écoulent comme de l'eau, lorsque les membranes sont incisées.

La partie cervicale du cordon rachidien est injectée, surtout dans la substance grise.

L'arachnoïde et la pie-mère offrent une vive injection ; elles sont un peu épaissies. Entre ces deux membranes il y a un peu de sérosité jaunâtre; il y en a également entre la dure-mère et l'arachnoïde.

Les veines du canal vertébral sont gonflées de sang.

Comme on vient de le voir, la moelle est plus ou moins lésée dans les ictères graves, et la guérison ou la mort peut dépendre des degrés d'intensité de cette lésion. L'attention de l'observateur doit être fixée sur cet organe, puisqu'à l'autopsie, c'est le seul endroit de l'économie où l'on trouve un désordre patent et considérable.

TROISIÈME OBSERVATION.

ICTÈRE SPASMODIQUE.

Vomissements. Hoquet. Délire. Mutisme. Diminution notable de
la sensibilité et du mouvement des membres. Contracture des
bras. Fièvre légère. Purgatifs et vésicatoires. Saignée et ventouses scarifiées. Guérison.

Le nommé Carrier (Jean), âgé de trente ans, chapelier,
entre à l'Hôtel-Dieu le 19 décembre 1847 et est couché
salle Saint-Benjamin, n° 13 ; il vint à pied et il avait
toute sa raison , seulement il était très-affaissé. Trois ou
quatre heures après son entrée, il se mit à délirer, et puis
il cessa de parler et resta dans une espèce d'assoupissement. C'est dans cet état qu'il était à la visite du 20 au
matin ; tout ce qu'on put savoir sur ses antécédents , c'est
qu'il avait dit en entrant qu'il était malade depuis huit
jours (11 décembre) sans cause appréciable. Il avait été
pris subitement de céphalalgie, de faiblesse générale avec
malaise, de frissons irréguliers, et trois jours après, la
jaunisse s'était montrée ; le quatrième jour, cessation de
la céphalalgie ; jusqu'à son entrée il était resté faible,
sans appétit et sans sommeil. Il vomissait ce qu'il prenait
d'aliments.

Voici quel est son état le 20 : le malade est couché sur

le dos, les yeux fermés ; les sclérotiques, comme toute la peau, sont d'un jaune intense.

Le foie n'était pas développé, mais il y avait une vive sensibilité au palper ainsi qu'à la région épigastrique. La douleur était légère au flanc droit.

La langue est blanche, un peu chargée, humide, le ventre un peu météorisé, à peu près indolent : il urine sous lui ; les urines colorent fortement le linge en jaune ; pas de selles ; les narines sont sèches ; la déglutition se fait avec un peu de difficultés.

La respiration se fait bien, il n'y a rien au cœur ; le pouls est à 80, fort et plein, vibrant, régulier, oscillatoire ; au côté droit il paraît être moins fort et moins développé ; quand le malade s'agite, le pouls passe à 100 aussitôt. La peau est douce, sans moiteur et d'une chaleur naturelle.

Les yeux sont fermés, les pupilles naturelles et sensibles à la lumière ; si on le touche, il s'agite beaucoup et il paraît en être contrarié, mais dans cette agitation il n'ouvre pas les yeux ; il remue bien tous les membres ; la sensibilité y est conservée entièrement ; il est sans parole et dans un état de somnolence.

Une saignée de trois palettes.

Douze ventouses scarifiées sur la région du foie et de l'épigastre, tisane de mauve, 75 centigrammes de calomel et 1 gramme de scammonée.

Le soir, le pouls est à 62, fort et plein ; pas de chaleur de la peau ; si l'on pince les bras, ou le tronc, il faut pincer fort et longtemps pour qu'il fasse des mouvements, il n'en est pas de même aux extrémités inférieures, où un pincement léger lui fait remuer les jambes. Il s'est plaint un

peu pendant l'application des ventouses : Ah ! mon Dieu !
a-t-il dit souvent. Il se refroidit parfois. La nuit est tranquille.

21. Il remue souvent la tête de droite à gauche sans la
soulever. Même état des pupilles; les sclérotiques sont
encore plus jaunes; pas de selles ; hoquet par instant. Il a
vomi une fois ce matin, et il fume un peu la pipe à droite de
temps en temps. La bouche semble légèrement déviée de
ce côté; les membres supérieurs et inférieurs en pleine
résolution. Si l'on pince les bras, il sent peu ; il fait quelquefois un mouvement du bras, qu'on pince en l'allon-
geant, et voilà tout. Les extrémités inférieures sont un
peu plus sensibles que les bras et le tronc. Il s'impatiente
si l'on veut lui ouvrir les yeux. Le pouls est à 60, plus
faible ; pas de chaleur de la peau. Aujourd'hui le pouls
ne prend pas de fréquence quand on le remue ; il n'y a
pas de sensibilité au rachis. La région épigastrique n'est
plus douloureuse. Le sang de la saignée est diffluent; le sé-
rum d'un vert noirâtre, chargé d'albumine.— 20 grammes
d'eau-de-vie allemande, avec 50 centigrammes de calomel; lavement purgatif des peintres.

Le soir, la peau est plus chaude ; elle est un peu fébrile,
sans moiteur ; le pouls est plus fort, plus développé, à 72,
oscillatoire. Les bras sont contracturés, mais on vient à
bout facilement de les allonger, et abandonnés à eux-
mêmes, ils reprennent leur position. Les doigts sont
fléchis ainsi que le poignet, mais sans contracture. Si l'on
pince sur le côté droit du thorax, il traîne la main gauche,
placée sur l'épigastre, vers l'endroit de la douleur. Dans
une pareille épreuve, le bras droit ne bouge pas, bien

qu'il sente également ; car alors qu'on le pince, il fait un léger mouvement du corps et remue la tête. Si l'on pince la cuisse, il remue la jambe et la fléchit un peu sans soulever le talon du lit.

Il n'y a rien au cœur qu'une impulsion très-forte, 14 respirations par minute.

Si l'on ouvre les yeux et qu'on fasse semblant d'y précipiter le doigt, l'œil ne fait aucun mouvement pour se dérober à ce qui le menace. Les pupilles sont contractiles sans dilatation ; l'œil droit est un peu injecté. Il y a eu deux petites évacuations ; quelques mouvements toniques des bras de loin en loin.

La teinte jaune est plus marquée encore ; c'est comme une couche de jaune appliquée sur la peau. Hoquet de temps en temps.

Il est toujours sans parole, les yeux fermés ; décubitus dorsal, immobilité ; seulement mouvement de tête de temps en temps.

22. Une selle copieuse pendant la nuit ; un vomissement après avoir bu. Ce matin le malade s'agite un peu dans son lit. Pouls à 60, moins fort. Les bras ne sont plus contracturés. Déglutition toujours gênée ; hoquet par intervalles ; pupilles un peu dilatées, etc.

70 centigrammes de calomel et 1 gramme de poudre de jalap ; lavement purgatif des peintres ; deux vésicatoires aux mollets. La veille, on en a mis deux aux cuisses, et ils n'ont pas pris.

Le soir, pouls petit, à 68 ; il veut se mettre sur son séant ; il boit mieux, et répond un peu si on l'appelle par son nom. Pas de chaleur de la peau, pas de selles. Ce mieux coïncide avec la révulsion des vésicatoires qui prennent bien.

23. Le malade va mieux, et demande à manger : il a été plusieurs fois à la selle.

24. Pouls à 60. Il va bien.
Le soir, le pouls est plus fort, à 68. Peau un peu chaude.

25. Il va de mieux en mieux. Deux bouillons.

26. La convalescence s'établit franchement. Deux soupes.

28. On lui donne à manger.

30. La jaunisse pâlit.

Il sort bien guéri le 10 février.

L'ictère, qui survient dans les affections du foie, présente les mêmes symptômes que l'ictère spasmodique essentiel. On a donné à cette forme d'ictère le nom d'*ictère symptomatique*, parce qu'on le fait dépendre exclusivement de la lésion du foie. Mais est-il bien certain que la jaunisse ne puisse pas se développer intercurremment chez un sujet dont le foie est atteint d'une lésion quelconque, sans que cette lésion en soit la cause déterminante et nécessaire?
Les observations qui vont suivre jetteront peut-être quelque lumière sur ce sujet.

QUATRIÈME OBSERVATION.

ICTÈRE.

Vomissements. Signes de pleuro-pneumonie. Fièvre. Mouvements toniques des bras. Paraplégie. Coma. Mort. Noyaux cancéreux dans le foie. Myélite.

Le 2 août 1847, Victor Dorival, âgé de trente-trois ans, chauffeur dans une usine, entre à l'Hôtel-Dieu, et est couché au n° 12 de la salle Saint-Lazare. Cet homme est habituellement bien portant, d'une assez forte constitution ; il est affecté d'une jaunisse qui date de six semaines. Il dit s'être mis dans une grande colère, et c'est environ sept ou huit jours après, qu'il s'aperçut qu'il devenait jaune. Un sentiment de malaise général avait précédé de quelques jours l'apparition de la jaunisse. Il continue à travailler, boit plusieurs fois du vin chaud pour se guérir, mange moins que d'habitude, parce que l'appétit était diminué. Il est faible, avec courbature générale.

Six jours avant son entrée, il éprouve une grande gêne dans la respiration ; la faiblesse augmente ; il cesse de travailler. Il fait appeler un médecin, qui le saigne deux fois et très-copieusement, sans que son état soit amendé.

Voici les symptômes qu'il présente le 3 août au matin : la couleur jaune des sclérotiques et de la peau est très-intense ; le facies est abattu.

La langue est plate, sans rougeur, humide, peu chargée; la soif est modérée. Inappétence, amertume de la bouche; quelques envies de vomir; il rend des gorgées de bile jaune quand il vomit. La matité est grande à la région du foie, mais cet organe ne dépasse pas les fausses côtes à droite. On sent vers le côté gauche et à toute la région épigastrique, jusqu'au-dessous de l'ombilic, une dureté unie, ce qui n'est pas autre chose que le lobe gauche du foie, qui s'étend jusque dans l'hypocondre gauche. Le ventre est très-gonflé, arrondi, indolent; la région hépatique n'est pas doulourense. Selles ordinaires mais décolorées; les urines sont d'un jaune safrané.

La respiration est gênée, le côté droit du thorax est très-mat de bas en haut avec absence du bruit respiratoire. On entend un peu d'égophonie à la fosse sous-épineuse. Il y a une petite toux avec expectoration peu abondante de crachats jaunâtres et visqueux.

La peau est un peu chaude, moite; le pouls à 88, développé, assez fort, oscillatoire. Il est plus développé à gauche qu'à droite, où il est plus serré.

Dix ventouses scarifiées sur le côté droit de la poitrine. Tisane de gomme.

4 août. La respiration est plus facile, la fièvre est plus forte, le pouls plus fréquent. Même état du reste.

Saignée de trois palettes. Julep diacodé.

Le sang est couenneux; le caillot s'enlève tout d'une pièce; il y a un tiers de sérosité jaunâtre.

5. Le malade est plus faible; le pouls est à 108, moins fort, la peau plus chaude, etc.

Nouvelle application de ventouses pour tirer 12 onces de sang. Seconde saignée de trois palettes. Le sang est comme la veille. Julep avec 30 grammes de sirop diacode.

6. Le malade est très-abattu ; il se tient difficilement sur son séant ; les crachats sont les uns d'une teinte jaunâtre, les autres d'un jaune très-marqué, d'autres très-sanguinolents ou avec des grumeaux de sang. L'expectoration est plus abondante. Depuis hier on entend un râle crépitant, épais, avec un peu de souffle à la fosse sous-épineuse du côté droit. La toux est plus forte et plus fréquente. La respiration est à 40, haute et abdominale. Les muscles intercostaux des trois premières côtes ne se contractent pas à droite, tandis qu'à gauche ils sont en mouvement.

Le pouls est à 132, plus serré, plus roide à droite, plus large et plus mou à gauche. Il est oscillatoire, ondulant ; il est inégal, parfois tumultueux. Les battements de l'aorte abdominale très-forts et oscillatoires. Ceux des crurales sont faibles et aussi oscillatoires.

La peau est moite, la langue humide.

Assoupissement continuel. Le malade remue beaucoup les jambes, dans le sens de la flexion surtout ; parfois secousses toniques des bras, pas de soubresauts des tendons. Facultés intellectuelles saines.

Potion avec 30 centigrammes d'émétique et 20 grammes de sirop diacode. Un large vésicatoire sur le côté.

7. L'affaissement est encore plus grand que la veille ; le pouls plus petit, à 132, inégal, oscillatoire ; respiration

haletante. La potion émétisée a été supportée. Même expectoration. Jaunisse très-intense. Éructations gazeuses. Pas de vomissements. L'amaigrissement est très-rapide depuis deux jours. Assoupissement. L'intelligence est un peu obscurcie. Il ne remue plus les jambes, qui semblent inertes, il ne peut les soulever. Obtusion de la sensibilité par tout le corps. Depuis vingt-quatre heures le décubitus est constamment sur le dos. Dans la journée il tombe dans le coma. La respiration continue à être haletante.

Il expire paisiblement le 8 à six heures du matin.

AUTOPSIE.

VINGT-SEPT HEURES APRÈS LA MORT (TEMPÉRATURE A 18° CENTIGR.).

Cavité thoracique. Pleurésie à droite. Épanchement avec adhérences nombreuses, celluleuses, épaisses et jaunâtres. Hépatisation grise de tout le poumon droit. Au centre du lobe moyen, il y a un ramollissement qui forme une cavité à loger un petit œuf de poule.

Le cœur est sain.

Cavité abdominale. La muqueuse de la vésicule biliaire est remarquablement épaissie. La bile qu'elle contient est épaisse et huileuse et en petite quantité. Le foie est volumineux; il a 37 centimètres de large et 26 de hauteur; il s'étend jusque dans le flanc gauche; il dépasse un peu les fausses côtes en bas. Il est d'une couleur brunâtre et son parenchyme est rempli de petites masses jaunâtres, encéphaloïdes, la plupart arrondies; les plus grandes n'ont pas plus de largeur qu'un centime et d'épaisseur que 3 à 4 lignes. Si on les incise, elles font saillie sur la tranche, et par leur élasticité elles s'élèvent au-dessus du tissu hépathique dans lequel elles sont logées. On en compte environ une trentaine situées plus particulièrement le long des vaisseaux sanguins. Il n'y en avait pas ailleurs que dans le foie.

Les reins sont rouges, injectés, la vessie petite, ratatinée; sa muqueuse est épaissie sans trace d'inflammation. La prostate un peu volumineuse, légèrement indurée.

La rate a son volume ordinaire. Son tissu coupé paraît grenu sur la tranche.

Rien aux intestins ni à l'estomac,

La tunique interne de l'aorte abdominale est un peu rouge.

Cavité crânienne. Méningite diffuse, plus marquée à la périphérie circulaire du cerveau. La substance cérébrale en contact avec la méninge enflammée est piquetée et cette rougeur est ineffaçable sous la nappe d'eau dont on l'arrose. La masse cérébrale est un peu humide et molle.

Cavité rachidienne. Si avant de détacher la moelle on promène légèrement le doigt sur le cordon, on a la sensation d'un liquide à la moitié, inférieure à la région dorsale et à toute la région lombaire.

Lorsqu'on a incisé les membranes, la moelle s'écoule comme de la crème, dans les deux régions. Elle est d'un rouge ici brunâtre, là jaunâtre; ailleurs elle est noire, et cette couleur noire est formée par la présence de petites apoplexies. La partie supérieure de la moelle est assez ferme mais elle est un peu injectée dans son centre.

La dure-mère qui recouvre la partie ramollie de la moelle offre une couleur rougeâtre, ce qui n'existe pas à la région supérieure; elle est aussi plus terne en cet endroit; on y voit des épaississements de lymphe qui en trouble la transparence. Les vaisseaux de l'arachnoïde sont bien dessinés parce qu'ils sont remplis de sang. L'intérieur du canal vertébral est rouge; les veines vertébrales sont gorgées de sang.

CINQUIÈME OBSERVATION.

ICTÈRE.

Frissons répétés. Fièvre. Gonflement douloureux des genoux, des cuisses et des jambes, douleur et œdème aux membres supérieurs, etc. Pus dans les articulations des genoux, dans le petit bassin. Ramollissement de la moelle épinière, etc.

Ponchaut (Étienne), âgé de trente-six ans, journalier, jouissant habituellement d'une bonne santé, d'une assez forte constitution, entre à l'Hôtel-Dieu le 13 mars 1848, il est couché salle Sainte-Jeanne, n° 48. J'ai observé ce malade avec M. le docteur Violet, interne du service. Cet homme nous raconta qu'il était allé voir le 4 mars la cérémonie funèbre des combattants de février. Il s'était placé sur les boulevards, en plein soleil ; il resta long-temps sur ses jambes ; enfin, éprouvant une fatigue insolite, il voulut retourner chez lui : alors il s'aperçut que la marche lui était pénible ; il se sentait accablé comme d'un poids énorme ; il était faible avec la sensation d'un grand malaise. Dans la journée il eut des frissons qui se répétèrent plusieurs fois chaque jour, jusqu'à son entrée à l'hôpital. Il continua à travailler jusqu'au 11, mais c'était avec beaucoup de peine. Il n'avait pas d'appétit ; il était sans forces, dormait mal, se réveillant en sursaut avec l'effroi d'une chute dans un précipice, etc.

C'est le 9 mars qu'il s'aperçut qu'il jaunissait; il cessa de travailler le 11, à cause de sa faiblesse; il ne pouvait plus se tenir sur ses jambes. Cependant il put venir à pied à l'Hôtel-Dieu.

Voici ce que nous avons constaté le 14, lendemain de son entrée : les sclérotiques sont d'un jaune safrané ; la peau est partout de la même couleur, les joues sont un peu rouges.

La langue est large, nette, humide, légèrement rouge, brunâtre, fendillée. Inappétence, bouche pâteuse, un peu amère, sans envies de vomir ; soif assez vive ; un peu de douleur à la région épigastrique augmentée par la pression. Le ventre est souple, constipation ; les selles sont blanchâtres. On ne constate ni douleur ni matité anormale à la région du foie.

La respiration est naturelle avec absence de toux ; les frissons sont quotidiens, légers. Le pouls est à 64, assez fort, développé, oscillatoire ; peau douce sans moiteur ni chaleur anormale. Le sommeil est interrompu par des rêves effrayants. Pas de céphalalgie, sentiment de pesanteur autour des yeux. On lui donne des bains, des lavements purgatifs, de la tisane de chiendent et deux bouillons chaque jour ; il reste dans le même état jusqu'au 22. Les selles étaient toujours blanchâtres.

Le 22, il a un frisson plus long et plus intense.

23. En se réveillant dans la nuit il sentit le bas de ses jambes comme engourdi par la douleur, et il ne pouvait les remuer. Le matin, à la visite, on observe un gonfle-

ment du genou gauche. Il y a un épanchement dans la capsule accompagné d'une douleur vive de l'articulation sans changement de couleur à la peau. La partie inférieure des jambes n'est plus douloureuse. La fièvre est assez forte. Au milieu du jour il éprouve une vive douleur à l'épigastre ; il lui semble que quelque chose se décroche douloureusement de cette partie et descend dans le ventre ; presque aussitôt a lieu une évacuation alvine très-abondante, jaune et liquide ; il est soulagé.

24. La douleur épigastrique a disparu. Le pouls est à 88, peu développé, mais dur, oscillatoire ; il y a un souffle doux au premier bruit du cœur dont l'impulsion est forte ; les battements des artères crurales sont très-prononcés et oscillatoires. Les battements des carotides sont forts également.

La respiration est un peu fréquente, sans toux ni sensation de gêne au thorax.

Les urines sont très-jaunes.

Le gonflement du genou gauche a gagné la cuisse qui, est douloureuse, sans changement de couleur à la peau. La cuisse droite est douloureuse sans gonflement ; c'est surtout à la partie externe que le palper détermine une vive douleur.

La partie externe de l'avant-bras gauche est gonflée avec douleur et rougeur de la peau. Le bras droit est sensible sans gonflement ni rougeur. Les frissons sont moindres ; il est sans souffrance, à condition de ne le toucher, ni de le remuer ; même état du reste. 6 gouttes d'alcoolature d'aconit dans un julep. Cataplasmes sur les genoux.

25. La cuissé gauche est tendue, dure, très-doulou·
reuse au toucher, avec développement des veines de la
peau. La cuisse droite offre le même état. Le bras droit
est indolent, le bras gauche est au même état.

Le pouls est à 100, fort et oscillatoire.

Les bruits du cœur sont sourds, profonds.

La matité à la région précordiale est à peu près normale.

Le ventre est météorisé, indolent; une petite selle
jaune.

Le facies n'est pas abattu. Les pupilles sont dilatées; la
vision n'est pas altérée; il ne peut lire longtemps. Pas de
céphalalgie.

26. Même état. Aconit 8 gouttes; une pilule de 5 centigrammes d'opium.

27. Les pupilles ne sont plus dilatées; le pouls idem,
oscillatoire, ondulant; douleur vague qui court dans le
bras droit; une selle semblable à du marc de café. Bon
sommeil la nuit dernière.

Le mollet gauche est gonflé et indolent; le malade
maigrit visiblement. Même état du reste.

28. La situation est la même.

29. Frissons et vomissements; pouls ˊlarge et plein ,
oscillatoire; fièvre plus forte le soir; peau chaude sans
moiteur.

31. La teinte ictérique est moins prononcée; les en-

vies de vomir ont cessé ; il n'y a plus de frissons ; la jambe droite s'enfle aussi.

2 avril. Amaigrissement croissant ; pas de sommeil. 12 gouttes d'alcoolature d'aconit, 5 centigrammes d'opium.

3. Le gonflement des cuisses est moins tendu ; la cuisse gauche est à peu près indolente ; les genoux sont toujours gonflés et douloureux ; on sent qu'il y a une collection de liquide ; les bras sont douloureux ; le pouls est oscillatoire, large et résistant ; souffle rude au premier bruit du cœur ; douleur sur les parties latérales du thorax, surtout à gauche. Le malade accuse une sensation de picotement et de fourmillement dans les pieds.

4. La jaunisse diminue toujours. Même état et même traitement.

6. Les deux jambes sont très-enflées dans toute leur longueur ; les bras sont libres, les pupilles sont dilatées ; peu de sommeil ; frissons presque chaque jour ; fièvre plus forte le soir ; le pouls est plein et oscillatoire ; le ventre est météorisé ; sensation de serrement douloureux à la partie supérieure du thorax.

8. Si l'on presse sur les espaces intercostaux de chaque côté, le malade y éprouve une douleur vive ; si l'on soulève le bras gauche, il accuse une douleur en arrière de l'épaule. La région du cou et du dos est douloureuse ; la fièvre persiste ; le pouls conserve le même caractère ; le

ventre est très-météorisé; pas de selles; le poignet droit est enflé, la langue se sèche un peu, les frissons continuent; l'amaigrissement fait des progrès; le facies blanchit; le corps a encore une couleur jaune marquée; il tousse; 24 respirations par minute. Pour la première fois l'intelligence s'obscurcit.

9. Même état.

10 au soir. Le pouls est petit, oscillatoire, à 108; la peau est chaude et sèche; la respiration très-gênée, fréquente, haute et diaphragmatique; râle ronflant et sibilant considérable en avant; râle muqueux en arrière; la langue est sèche, la voix s'éteint; la parole est gênée par l'oppression et la faiblesse; le ventre est très-météorisé; il soulève, mais avec peine, le bras gauche pour le porter à la bouche. Même état du reste; l'intelligence paraît lucide. Il s'éteint paisiblement le 11, à quatre heures du matin.

AUTOPSIE.

LE 12 AVRIL (TEMPÉRATURE A 9 OU 10° CENTIG.)

Résolution des membres.

Cavité thoracique. Poumons engoués; les bronches, dont la muqueuse est légèrement rouge, contiennent beaucoup de mucosités blanches, épaisses; aucune trace d'épanchement dans la plèvre, de purulence dans les poumons.

La cavité gauche du cœur, qui renferme quelques caillots sanguins, est rétrécie, avec un épaississement marqué de ses parois. La valvule mitrale est saine; les valvules aortiques présentent une rougeur intense sans être nullement épaissies. La tunique interne de l'aorte est légèrement rouge.

La cavité droite contient des caillots sanguins volumineux et bien formés. Les valvules de l'artère pulmonaire sont rouges sans épaississement; la tricuspide est épaissie, bosselée, avec quelques points ecchymosés; l'extérieur du cœur offre une teinte blanchâtre, sans qu'on y puisse distinguer de fausses membranes; le péricarde est sain.

Cavité abdominale. Le foie est d'un volume ordinaire, ferme, présentant une rougeur telle qu'on ne peut faire la distinction des deux substances; il n'y a aucune trace de pus; les canaux biliaires, bien examinés, n'offrent aucune lésion; la vésicule renferme une bile jaunâtre.

L'estomac est sain.

Le petit bassin est rempli de pus, et on remarque de fausses membranes sur les intestins et le péritoine pariétal.

La rate est volumineuse et ferme.

Les reins sont injectés.

La cavité crânienne ne fut pas ouverte.

Cavité rachidienne. L'intérieur du canal vertébral est fortement injecté; les veines y sont gorgées de sang : la dure-mère est rouge, épaissie, terne; elle est adhérente à l'arachnoïde dans les deux tiers supérieurs de la région dorsale. L'arachnoïde est très-injectée, rouge, épaissie, surtout à la région dorsale.

La moelle est atrophiée et ramollie en bouillie dans les

deux points supérieurs de la région dorsale, sans que cette partie ramollie offre de rougeur remarquable. Ailleurs elle a perdu un peu de sa consistance sans être injectée. Il n'y a pas de sérosité entre les membranes.

Les muscles des deux cuisses sont remplis de pus; ils en sont imprégnés dans les interstices fibrillaires. Il y a aux deux genoux un foyer purulent extra et intra-articu-laire. La membrane synoviale est épaissie, rugueuse, injectée, terne. Les cartilages sont sains; les muscles des jambes sont infiltrés de sérosité.

Le poignet droit est sain; mais il y a du pus dans la gaîne des tendons à la région carpienne. Le pus a une couleur jaunâtre partout. Il y a une infiltration séreuse aux muscles du dos.

Voilà donc deux sortes d'ictères qui, à l'autopsie, ont présenté dans la cavité rachidienne à peu près la même lésion. J'ai dit plus haut que l'ictère pouvait se manifester conjointement avec une affection du foie, sans que cette affection en fût la cause nécessaire et déterminante, coïncider aussi avec une maladie quelconque de l'organisme sans être symptomatique de cette maladie, ainsi qu'on l'a vu dans la dernière observation.

Nous avons remarqué que les abcès du foie, sous l'influence desquels la peau prenait une teinte ictérique plus ou moins prononcée, n'étaient jamais accompagnés de lésion de la moelle épinière, et que le pouls pendant la vie ne faisait pressentir rien de lésé du côté de cet organe.

Le caractère oscillatoire du pouls ne s'observe pas dans les coliques hépatiques déterminées par des calculs biliaires ; malgré ce qu'ont avancé certains auteurs, la fièvre existe toujours dans les ictères graves.

La fièvre ne s'observe pas dans les ictères simples. Le pouls y est toujours oscillatoire, et la faiblesse des jambes, la sensation de fatigue, de courbature des membres, n'a probablement pas d'autre cause que le trouble qu'éprouve le cordon rachidien.

Je conclus que la moelle épinière subit une altération dans tout ictère, grave dans les ictères graves, légère dans les ictères bénins.

CHAPITRE III.

Recherches sur la nature et le siége de l'asthme, sur le spasme
de la glotte et sur une espèce particulière de dyspnée.

On a beaucoup disserté sur l'asthme; Hoffmann distingue l'asthme convulsif des autres espèces d'asthme et
indique la périodicité comme un des caractères les plus
tranchés de cette maladie. Sauvages et Cullen le définis-
sent une dyspnée intermittente, revenant par accès. Pour
Th. Willis, c'est un spasme des muscles de la respiration.
Pinel le regarde comme une névrose de l'appareil respiratoire. Ces auteurs font jouer au système nerveux un rôle
important dans cette maladie. Mais rien n'a été précisé ni
sur la nature ni sur le siége du trouble fonctionnel de ce
système dans l'appareil de la respiration. Ce qui a frappé
la plupart des médecins de nos jours, c'est l'obstacle au
mécanisme de la respiration. Trois théories sont en présence pour en expliquer les symptômes; elles sont repré-
sentées par MM. Louis, Beau et Lefèvre. M. Louis fait dépendre tous les symptômes de l'asthme d'une lésion
anatomique primitive, qui est la distention avec hypertrophie des vésicules pulmonaires; étrange logique d'inter-
préter les maladies en les subordonnant aux lésions
dont elles sont véritablement la cause, et de ne pas se de-

mander sous quelle influence sont nées ces altérations.

Mais voici venir les adversaires qui lui demandent d'expliquer les râles vibrants et la suspension complète du murmure vésiculaire en certains points du poumon, signes pathognomoniques de la dyspnée asthmatique. Comment comprendre, demandent-ils toujours, le rapport qu'il peut y avoir entre la dyspnée et la dilatation vésiculaire, lorsque les poumons, selon l'auteur, paraissent contenir plus d'air que dans l'état normal et qu'effectivement ils en contiennent davantage? C'est là l'objection capitale que font les antagonistes de la doctrine de M. Louis. Ainsi qu'on vient de le voir, le combat n'est pas tout entier sur le vrai terrain de la discussion ; il roule sur des détails de symptomatologie et de lésion anatomique, et les agresseurs ne sapent pas les erreurs de M. Louis dans leur base parce que leurs coups n'en atteignent que la surface. Pour ne pas sortir du champ de la lésion où ils se sont placés exclusivement, ils ont dit, et avec raison : L'hypertrophie des parois vésiculaires est loin d'accompagner tous les cas de distention des vésicules ; et puis, comment concilier l'invariabilité, la fixité de la lésion anatomique avec la disparition et les retours fréquents de la dyspnée, des râles, de l'ampliation et de la sonorité thoraciques, signes essentiels et physiques de l'asthme, avec les altérations de diminution et d'augmentation d'intensité de ces mêmes signes ? Une complication catarrhale ne peut rendre compte de ces phénomènes. Pour expliquer la dilatation spontanée des vésicules, M. Louis invoque la perte d'élasticité de leurs parois. Mais cette dilatation fera-t-elle que l'air s'emprisonne dans les vésicules, si rien ne l'empêche de sortir?

L'emphysème pulmonaire a été souvent constaté par

l'autopsie et autrement, dans le spasme de la glotte , l'œ-
dème de cet organe, l'angine œdémateuse, la coqueluche,
le croup, chez les asphyxiés par submersion, chez les ani-
maux auxquels on coupe le pneumo-gastrique, chez les
femmes en couche, chez le cheval pendant l'effort, etc.,
sans déterminer des accès d'asthme. L'emphysème pulmonaire se manifeste aussi à la suite de l'empoisonnement
par les narcotiques vireux, la cigüe, l'aconit, la belladone, la
stramoine, etc. Serait-ce parce que ces divers agents exer-
cent, entre autres, une action spéciale sur la moelle épinière?

MM. Andral (*Anat. pathol.*, t. III, p. 524) et Bour-
gery (*Anat.*, iv-62) ont établi clairement que dans l'emphysème les parois vésiculaires sont aussi souvent amin-
cies qu'hypertrophiées. La théorie de M. Louis est donc
contraire aux faits, elle contredit la nature de la maladie,
elle ne repose sur aucune idée pathologique.

Pour M. Beau, le mucus bronchique, produit d'une sécrétion catharrale, devient la cause nécessaire, ou conjointe
de l'asthme. Que d'affections pulmonaires où ce mucus se
trouve avec une abondance extraordinaire sans produire
rien de semblable aux phénomènes de l'asthme !

On voit l'accès asthmatique précéder toujours la forma-
tion du mucus bronchique ; ce mucus ne peut donc pas
être la cause primitive de l'accès dont l'intensité cesse
même alors que le mucus remplit encore les bronches en
grande quantité. Vouloir, comme l'auteur l'a fait, attri-
buer le sifflement laryngo-trachéal à la présence du mucus dense dans les parties sus-claviculaires de l'arbre
bronchique, c'est méconnaître les premiers éléments de
l'observation. Est-ce que cette sécrétion, amassée en si
grande abondance dans cette partie des bronches chez les

agonisants, produit ce sifflement? Est-ce que le gargouillement laryngo-trachéal dans le catarrhe suffocant, a jamais déterminé un semblable phénomène? Disons, pour être vrai, que c'est un accident de l'asthme qui peut contribuer à augmenter la dyspnée, mais qui n'en est pas la cause, puisque l'accès asthmatique le précède et s'annihile avant lui; bien plus, il existe des asthmes sans catarrhe, ou du moins avec peu de catarrhe.

M. Beau définit l'asthme, une dyspnée continue ou intermittente, reconnaissant pour cause l'obstruction des canaux aériens par un mucus épais et dense dont l'expulsion, ou le déplacement, détermine la cessation plus ou moins complète de l'oppression. Il a par cette définition tout simplement rajeuni des théories anciennes.

Le XVII* et le XVIII* siècle n'ont pas eu d'autre idée sur cette maladie. Willis, tout en y voyant quelque chose de spasmodique, de convulsif, attribue, comme ses devanciers, les accès d'asthme à la présence du mucus bronchique. La théorie de M. Beau n'est autre chose que l'erreur de Willis, habillée à la moderne, avec cette différence que l'auteur anglais voyait de plus, dans la maladie, un élément nerveux.

M. Lefèvre adopte les idées de Floyer, d'Hoffmann, de Cullen, etc.; voyant dans le paroxysme le signe révélateur de la nature de la maladie, il considère l'attaque d'asthme comme *un spasme des ramifications bronchiques produit par toute cause agissant soit directement, soit d'une manière sympathique, sur la muqueuse de ces conduits.* Pour expliquer ce spasme bronchique, il cherche un rapport de cause entre les fibres de Reissessen et la dyspnée asthmatique. Il faudrait avant tout prouver l'existence et les fonctions de ces fibres rétractiles. Or on sait qu'elles ne vont pas au delà des bronches munies de grains cartilagineux; et supposons démontré qu'elles se continuent jusque dans les derniers canalicules bronchiques, la nature de la maladie ne serait pas mieux définie, ni mieux connue; la question pathologique resterait enveloppée des mêmes ténèbres.

En voyant ce dédale d'explications purement mécaniques, on conclut sans peine que les investigations anatomo-pathologiques de ces auteurs n'ont fait qu'obscurcir ce sujet, et qu'ils n'ont tiré que de fausses interprétations de l'étude exclusive et mal dirigée des lésions anatomiques. L'emphysème pulmonaire, comme ils appellent l'asthme, n'est pas une affection primitive et spontanée, mais il est bien le produit de la maladie appelée asthme. Cette lésion suppose un empêchement antérieur au libre jeu des fonctions respiratoires. D'où vient cet obstacle? où est-il? Nul ne l'a dit.

Il faut chercher le siége de l'asthme ailleurs que dans le thorax. On sait que la moelle épinière préside aux fonctions des organes de la poitrine.

Legallois, Flourens, C. Bell considèrent la moelle allongée comme la source, le ressort principal des mouvements respiratoires. Selon Marshall-Hall, elle serait la voie par laquelle les nerfs excitateurs agissent, elle serait l'organe combinant les mouvements divers qui constituent les actes de la respiration; la source réelle de ces mouvements serait quelques nerfs excitateurs, les excitateurs de la respiration et principalement les rameaux du pneumogastrique, quelques-uns de la cinquième paire et des nerfs spinaux; mais toujours est-il que la moelle épinière est le centre et la source des mouvements respiratoires ; l'explication peut en être différente, mais en dernière analyse, le producteur et le régulateur du jeu de la respiration, c'est le cordon rachidien.

L'existence de l'arc nerveux, excitant moteur, supposée par le médecin anglais ne repose que sur des arguments d'induction, et demande à être confirmée par la preuve anatomique.

Pour moi, l'asthme est une névrose de la moelle épinière caractérisée par une dyspnée intermittente ou rémittente, dont les accès ont lieu plus souvent la nuit et produisent, dans le thorax, la lésion connue sous le nom d'emphysème pulmonaire, et dans le rachis, un désordre plus ou moins considérable comme affection ultime de la maladie. Qu'il y ait un spasme des bronches, cause de la dyspnée et de la plupart des autres phénomènes thoraciques, cela est incontestable ; mais il fallait assigner l'origine de ce spasme : c'est ce que j'ai fait.

Je n'ai pas besoin de décrire les symptômes de l'asthme, ils sont retracés avec exactitude dans tous les ouvrages qui en traitent. Je ferai simplement une remarque en passant, c'est que dans les affections de la moelle épinière, lorsque la partie supérieure de cet organe est atteinte, on observe une grande difficulté à respirer, une orthopnée ayant quelque analogie avec celle de l'asthme, revêtue d'un caractère remittent et dont le paroxysme a lieu généralement aussi vers le soir ; elle est accompagnée de râle ronflant, sibilant et muqueux, et produit de l'emphysème pulmonaire.

Citons un fait d'asthme qui confirme notre manière d'envisager cette maladie.

SIXIÈME OBSERVATION.

ASTHME.

Ramollissement de la moelle épinière, etc.

Roussel (Jacques), âgé de quarante-cinq ans, courtier, fut bien portant jusqu'en 1839, où il eut une fluxion de poitrine. Selon son récit, il fut sujet après cette maladie à des accès d'asthme accompagnés de catarrhe, ils sont devenus de plus en plus fréquents. Les changements de temps, les mauvaises saisons paraissaient influer sur le retour des accès. Pendant l'été et dans les temps secs et froids, il se trouvait assez bien, tout en ayant toujours la respiration un peu courte. Il entre à l'Hôtel-Dieu le 11 novembre 1847, il est couché au n° 51. Ces accès d'asthme l'avaient repris depuis quelques jours. Voici ce qu'il présentait : Il avait de l'orthopnée, un sifflement musical mêlé au bruit respiratoire, avec râle sibilant et ronflant. Sonorité thoracique exagérée. La respiration est allongée; l'abaissement du diaphragme se fait lentement et son élévation est brusque, ce qui fait que l'affaissement de la paroi abdominale est soudain et l'expiration très-vite. L'expectoration est épaisse, jaunâtre, pyriforme, non aérée et assez abondante.

Le facies est un peu bleuâtre ainsi que les lèvres. Le pouls est assez fort, développé, oscillatoire, ondulant.

On détermine par la pression des doigts un peu de douleur dans les espaces intercostaux des septième, huitième, neuvième et dixième côtes.

Il y a aussi un peu de douleur à la région cervicale, mais appréciable seulement à la pression.

Depuis trois ou quatre mois, les pieds sont enflés le soir. Il n'y a rien autre chose de particulier.

Le 12 au matin. Il est un peu mieux que la veille au soir. Vers la fin du jour il est pris d'un accès d'asthme avec délire, fièvre et coma. On lui administre une goutte de suc de belladone dans un julep. Le délire, le coma et l'orthopnée ont cessé en partie.

13. Le pouls est fort et tumultueux, fréquent, oscillatoire, ondulant; fièvre. Il est mieux, quoiqu'il soit encore sous le coup de l'accès de la veille.

Le soir. Le pouls est large et plein. Il y a une somnolence comateuse dont on le tire assez facilement. Orthopnée moins forte. Il est dominé par l'idée d'une mort prochaine. Même état de la respiration. Les membres inférieurs sont à peu près entièrement paralysés du mouvement et du sentiment.

Le 14 au matin. Il y a coma; le pouls est petit, fréquent, très-faible. Le malade meurt paisiblement à une heure après midi.

AUTOPSIE

La contracture des bras sur le cadavre est très-résistante.

Thorax. Adhérences celluleuses, anciennes, à toute la périphérie des deux poumons et de la plèvre costale. On peut les déchirer sans léser le parenchyme pulmonaire ; il n'y a aucune trace d'épanchement. La plèvre pulmonaire n'est point épaissie.

Les poumons sont plus volumineux, gonflés, emphysémateux, remplis de sérosité sanguinolente. Au sommet des deux poumons il y a de la matière mélanique crétacée. Au sommet du poumon droit il y a gros comme une noisette ordinaire de substance crétacée enchâssée dans le parenchyme même ; le poumon offre extérieurement, en cet endroit, un froncement marqué. Il n'y a aucun tubercule, aucune trace d'inflammation pulmonaire. Il y a de la mucosité dans les bronches qui ne sont pas dilatées, un peu de rougeur de la muqueuse bronchique.

Le cœur a son volume ordinaire. L'orifice auriculo-ventriculaire droit présente quelques lésions.

La valvule tricuspide est un peu épaissie et indurée sur ses bords sans que l'ouverture soit rétrécie. Les autres orifices sont sains.

Crâne. Le cerveau est plus humide que de coutume, avec perte de consistance. Toute la substance cérébrale est injectée; c'est un piqueté intense; les corps striés, les couches optiques et le plancher des ventricules latéraux sont très-injectés. Très-peu de sérosité dans les ventricules. Les vaisseaux méningés sont remplis de sang et par là même gonflés.

Le fluide céphalo-rachidien est peu abondant, 8 gr. environ ; le cervelet est très-humide, ayant une consistance remarquablement moindre que dans l'état naturel.

La protubérance cérébrale est d'une couleur uniformément rosée dans son intérieur, ce qui tient à une injection sanguine très-fine. Les prolongements antérieurs et postérieurs partagent cette couleur rosée et sont moins consistants que dans l'état normal.

La moelle allongée est molle, humide. Sa substance grise est injectée.

Les nerfs pneumo-gastriques sont sains à leur origine.

La moelle est aplatie et atrophiée dans toute la longueur de la région dorsale ou à travers la dure-mère, on distingue une teinte noirâtre. Si l'on promène légèrement le bout du doigt sur cette partie, on a la sensation d'un fluide. L'arachnoïde qui recouvre cette portion malade est vivement injectée, épaissie ; c'est comme une couche de sang ; cette injection est dans les feuillets de cette membrane. Ailleurs, c'est une forte injection qui, en quelques petits endroits, forme une nappe rouge. Il y a une plaque osseuse grande comme une lentille en dehors de l'arachnoïde à laquelle elle adhère. La dure-mère est rouge et cette rougeur, que le lavage n'efface pas, est plus intense sur les parties latérales à la sortie des nerfs et des vaisseaux. En beaucoup d'endroits la dure-mère est adhérente à l'arachnoïde par une substance celluleuse blanche, organisée, transparente, peu résistante. Il y a une certaine humidité inaccoutumée entre ces deux membranes. Dans toute la région cervicale la substance grise est injectée, ayant l'aspect d'un rouge briqueté, un peu ecchymosée, par endroits, avec diminution de consistance.

A partir de la troisième vertèbre dorsale jusqu'à son renflement inférieur, la moelle est ramollie, en bouillie, ecchymosée, ayant une teinte jaune brunâtre, ne tenant aucunement aux membranes; elle s'écoule comme de l'eau. Le renflement inférieur est rouge dans son centre et un peu ramolli.

Je pourrais citer d'autres faits semblables; ils grossiraient la matière sans rien apprendre de nouveau. Les lésions de la moelle ne sont pas toujours aussi intenses que dans cette observation, mais elles le sont toujours assez pour nous convaincre de l'importance du rôle pathologique que joue cet organe dans l'asthme.

On a vu que le pouls est une boussole sûre pour reconnaître les affections de la moelle. Son caractère oscillatoire ne se retrouve pas seulement pendant les accès, mais encore en dehors des accès, c'est-à-dire que chez les sujets asthmatiques ce caractère ne s'efface jamais.

On a confondu l'asthme avec la dyspnée qui dépend d'une affection organique quelconque de la poitrine. Les symptômes différentiels qui appartiennent à l'une et à l'autre maladie sont tellement tranchés, qu'on ne comprend pas comment s'est faite cette confusion.

On a vu des accès d'asthme apparaître tout à coup après la disparition brusque d'une affection cutanée (Fabrice de Hilden), être déterminés par la métastase d'affections ar-

thritiques répercutées, succéder à d'autres névroses et
constituer ce que des auteurs ont appelé asthme hystérique, rhumatismal, hypocondriaque, ou alterner avec
des névralgies externes, tic douloureux, sciatique, coïncider avec le retour d'une fièvre intermittente, la précéder
ou lui succéder presque immédiatement (Casimir Medi-
cus, Porti, Alibert, etc.).

On a remarqué que le séjour des grandes villes y pré-
dispose singulièrement, ce que l'on observe pour les névroses. Les affections de la moelle augmentent au sein
des cités ; les névroses asthmatiques de la moelle peuvent
subir cette progression.

L'électricité atmosphérique exerce une influence très-
remarquable sur les sujets asthmatiques; elle augmente
et favorise leur retour (Jolly). Personne n'ignore son action sur la moelle.

On dit avoir vu cette névrose disparaître d'elle-même
ou par l'effet d'une maladie organique du thorax.

Le traitement me paraît être dans l'emploi des médica-
ments dont l'action sur la moelle est reconnue efficace.

Il est des affections de la moelle qui simulent la laryn-
gite, le spasme de la glotte, etc. Cette maladie, dont les
noms ont été aussi nombreux et aussi divers que les opi-
nions des écrivains qui ont traité ce sujet, n'a pas toujours
été bien appréciée dans sa nature et les causes qui la déterminent. Kyll la range parmi les névroses (*Mémoire sur
le spasme de la glotte*, trad. dans les *Arch. de méd.*, 1837,
2ᵉ série, t. XV). L'appareil des symptômes semble le démontrer; leur mode d'apparition, leur intermittence, leur
marche autorisent cette opinion. Le docteur Corrigan (de
Dublin) a établi dans ses leçons cliniques que l'inflammation

de la portion cervicale de la moelle peut donner lieu au spasme de la glotte (*London med. and surg.*, *journ.*, 30 janvier 1836). La 112ᵉ observation d'Ollivier (d'Angers) est un fait de ce genre. Le *Journal médico-chirurgical d'Édimbourg* (janvier 1833) en rapporte aussi un exemple très-remarquable. Dans les faits bien étudiés, on observa toujours une douleur à la région cervicale du rachis, et l'autopsie, chaque fois qu'elle fut faite, a révélé des désordres de la moelle épinière. Mais on a été chercher d'autres causes et d'autres siéges de cette maladie. En première ligne on a placé l'inflammation du cerveau et de ses membranes ; pourquoi donc cette inflammation, toutes les fois qu'elle existe, n'amènerait-elle pas cette affection de la glotte ? N'y aurait-il pas eu par hasard, coïncidence d'une affection du cerveau et de la moelle dans les cas où l'on fait jouer un rôle exclusif à l'organe cérébral ?

L'altération des ganglions lymphatiques du cou et de la poitrine peut occasionner une dyspnée, faible d'abord, puis plus intense à mesure que le développement des tumeurs exerce une plus forte compression ; mais ce n'est pas là le spasme de la glotte. On remarque dans cette circonstance des symptômes qui se rapprochent, jusqu'à un certain point, de ceux du spasme de la glotte, mais jamais identiquement semblables. Ce que je dis de cette altération des ganglions s'applique à l'hypertrophie du thymus. On a pu, en effet, rencontrer exceptionnellement ces altérations dans le véritable spasme, mais c'était à l'état de complication, et l'élément de la maladie était ailleurs. Pour expliquer ce spasme, on a dit que le nerf récurrent et d'autres branches de la huitième paire étaient comprimés. Aucune observation rigoureuse ne pourrait justifier cette assertion ; je le répète, on a confondu une dyspnée intense avec le spasme de la glotte.

On a vu des enfants succomber à une dyspnée rémittente aiguë avec anxiété précordiale, toux, etc. ; ils succombent, et l'on dit que l'on n'a rien trouvé qui puisse expliquer la mort. On a tout examiné, excepté la moelle, et c'était là précisément qu'était la cause de l'affection.

Les livres sont remplis d'observations de dyspnée subite et mortelle, survenue à travers une autre maladie sans que l'on ait trouvé, à l'autopsie, rien qui autorisât à porter un jugement sur la cause de cet accident. Il faut dire qu'aucune investigation ne fut dirigée du côté du rachis ; car, dans ce cas, il n'en est pas fait mention. Je recommande à tout observateur, lorsque de pareils faits se présenteront à son examen, de porter son attention sur la moelle, quand même, dans la cavité thoracique, il rencontrerait des lésions en apparence suffisantes pour expliquer l'orthopnée et la mort. La nature des symptômes et la soudaineté du mal lui apprendront s'il doit s'en rapporter exclusivement à elles seules pour se rendre compte de la maladie. Le rhumatisme émigre quelquefois sur la partie supérieure de la moelle, et soudain une orthopnée effroyable se manifeste, la mort arrive en quelques heures ; on trouve, à l'autopsie, une endocardite déjà reconnue pendant la vie ; le cœur est flasque et mou ; c'est donc dans le cœur que se trouve la raison des accidents. Non, mille fois non, ce n'est pas là ; je le répète, l'orthopnée a sa raison légitime ailleurs, dans le canal rachidien. L'observation et l'anatomie pathologique ont rendu ce fait incontestable. La dyspnée de l'hystérie dépend de la moelle ; on a dit que c'est une constriction spasmodique de la glotte ;

mais cette constriction est sous l'influence du cordon rachidien ; le pouls oscillatoire vous l'apprendra.

Il arrive que des malades sont pris tout à coup d'étouffements, d'une orthopnée la plus cruelle, et sont emportés rapidement dans les angoisses d'une véritable asphyxie pulmonaire. Si l'on trouve dans le thorax quelque lésion qui explique tant bien que mal la cause des accidents, on s'en tient là, sans se douter que la cause réelle de la mort est ailleurs.

En 1839, une fille âgée de trente ans entre à l'Hôtel-Dieu, dans la salle Saint-Lazare. Elle était mal à son aise depuis deux jours ; elle avait un peu de fièvre, éprouvait quelque gêne de la respiration ; plusieurs fois par jour elle ressentait des frissons erratiques. On examine le thorax ; on croit découvrir un petit épanchement au côté droit sans douleur pleurétique ; elle avait une petite toux sèche. Tout paraissait si bénin qu'on la met au traitement expectant. Le lendemain, vers le soir, elle est prise tout à coup d'une effroyable orthopnée ; elle s'agite, crie : J'étouffe ! j'étouffe ! allonge ses bras convulsivement ; la respiration est précipitée, anxieuse ; la face est violacée, et après douze heures de cruelles souffrances, elle s'affaisse et meurt. A l'autopsie, on trouva un énorme épanchement dans le côté droit du thorax, sans aucune trace de phlegmasie ; le cœur était sain. Ce qui fit concevoir des doutes sur la nature de la maladie, ce fut la brusquerie des symptômes, l'orthopnée étrange, dont l'épanchement ne pouvait certainement pas rendre raison. On ouvrit la cavité rachidienne, et l'on observa une injection de toute la région cervicale de la moelle ; les membranes étaient injectées, très-rouges, avec une suffusion sanguine dans le tissu cellulaire sous-arachnoïdien. La moelle allongée était d'un rouge briqueté dans toute son épaisseur. La moelle cervicale offrait également par place une rougeur briquetée, mais elle n'était pas ramollie.

Une jeune fille de dix-huit ans, lingère, entre à l'Hôtel-Dieu au mois d'avril 1844, et est couchée au lit 14. Elle venait réclamer les secours de la médecine pour une maladie du cœur qui, d'après son récit, paraissait dater de sept ou huit ans. Cette jeune fille était d'une pâleur très-blanche ; elle avait le visage veiné, les lèvres et la muqueuse de la bouche rouges, la voix rauque. Le pouls était lent, assez régulier, médiocrement fort ; on entendait un bruit de souffle au deuxième temps du cœur. Elle continuait à être bien réglée. Depuis quelques semaines, elle était sujette à des accès d'orthopnée. Le 7 avril, elle en eut un si considérable qu'on crut qu'elle allait mourir. Les sinapismes appliqués aux quatre membres et une potion stimulante la remirent un peu ; l'orthopnée persista avec une douleur à la région précordiale. Une application de sangsues faite à cette région la soulagea notablement. Ces accès se répétèrent souvent. Le 27 avril au soir, elle se plaint d'avoir la respiration gênée, et, une heure après, elle est prise tout à coup d'une suffocation extrême ; elle crie qu'elle étouffe, qu'elle va mourir, et quatre heures après elle meurt dans un état de véritable asphyxie. A l'autopsie, on trouva les poumons engoués, un hydrothorax considérable au côté gauche, sans trace de phlegmasie. Le cœur avait son volume normal ; la valvule tricuspide était indurée, épaissie, et son orifice n'avait guère que la largeur d'une pièce de dix sous. Les autres orifices étaient sains.

L'examen de la cavité rachidienne offrit une injection très-intense dans la moitié supérieure de la moelle; la pie-mère était également injectée en rouge.

Une femme de cinquante-cinq ans était affectée, depuis cinq ou six ans, d'une paraplégie. La marche de la maladie avait été lente. Quand elle entra à l'Hôtel-Dieu, en 1844, dans la salle Saint-Antoine, elle ne pouvait marcher ni se tenir sur ses jambes; les bras eux-mêmes étaient un peu paralysés; les membres inférieurs lui causaient de vives douleurs, bien que la sensibilité y fût obtuse. Une quinzaine de jours après son entrée, elle ressent tout à coup, partout le corps, de violentes douleurs, accompagnées d'un mouvement fébrile; le pouls est fréquent. Elle a un étouffement considérable; elle s'agite, demande de l'air; elle ouvre grandement la bouche pour respirer, et elle meurt dans les vingt-quatre heures. A l'autopsie, on ne trouva dans la cavité thoracique rien de lésé; il y avait seulement un engouement pulmonaire.

L'arachnoïde et la pie-mère rachidiennes offraient une injection si intense, une rougeur si vive dans toute leur longueur, qu'on les aurait crues infiltrées de sang. On remarqua quelque peu de sérosité rougeâtre entre l'arachnoïde et la pie-mère.

La moelle présente une consistance normale; mais en quelques endroits, par l'effet d'une injection sanguine, elle offre une rougeur briquetée. Rien n'est altéré dans sa texture.

Le cerveau est sain.

Julie (G.), âgée de 30 ans (*), est entrée à l'Hôtel-Dieu, salle Sainte-Anne, n° 6, le 30 octobre 1843. Sujette à la dyspnée depuis longtemps, elle est saisie presque tout à coup d'une douleur de tout le côté gauche du thorax, y compris le bras. C'était pour cet accident qu'elle venait à l'hôpital. Toutes les vertèbres cervicales et les huit premières dorsales étaient douloureuses, le pouls fréquent, la peau un peu chaude avec une légère céphalalgie. Le 5 novembre, elle se plaint de souffrir dans le bras droit ; la fièvre persiste. Dans la journée elle reçoit ses parents, cause avec eux. Au commencement de la nuit, elle est prise soudainement de suffocation, de vomissements bilieux, elle pousse des cris, allonge convulsivement les bras, demandant qu'on les lui coupe, tant la douleur y est violente. L'interne de garde est appelé, il croit à l'existence d'une affection nerveuse et prescrit une potion éthérée. Cette scène se prolonge jusqu'au lendemain quatre heures du matin, où la malade meurt suffoquée et en pleine connaissance.

On trouve à l'autopsie un hydrothorax assez considérable du côté droit, sans trace d'inflammation dans la plèvre, un rétrécissement assez marqué de l'orifice aortique avec induration des valvules sygmoïdes. Les méninges de la partie supérieure de la moelle sont considérablement injectées dans la longueur de 24 à 25 centimètres. Il y a des arborisations nombreuses à la dure-mère, qui est terne. L'arachnoïde est également arborisée et épaissie. La pie-

---

(*) J'ai publié cette observation *in extenso* dans la *Gazette des Hôpitaux*, année 1844.

mère présente le même état. La substance blanche de la moelle est légèrement injectée, la substance grise, à partir d'au-dessous du renflement supérieur, offre, dans une longueur de 17 à 18 centimètres, un piqueté rouge si intense, que cette substance a pris une couleur rouge très-marquée avec perte de consistance. Ce piqueté, qui a son summum d'intensité à droite, se termine en bas d'une manière brusque. La partie inférieure du cordon rachidien est saine. Les nerfs qui sortent de la partie malade ne sont ni injectés ni ramollis.

FIN.

Paris. — Imprimé par E. Thunot et Ce, rue Racine, 26.

www.ingramcontent.com/pod-product-compliance
Ingram Content Group UK Ltd.
Pitfield, Milton Keynes, MK11 3LW, UK
UKHW020027100726
13658UKWH00003B/1156